U0789325

張繼禹 編撰

道藏養生

玉溪道人

閔智亭章

華夏出版社

真藏养玉

华夏出版社

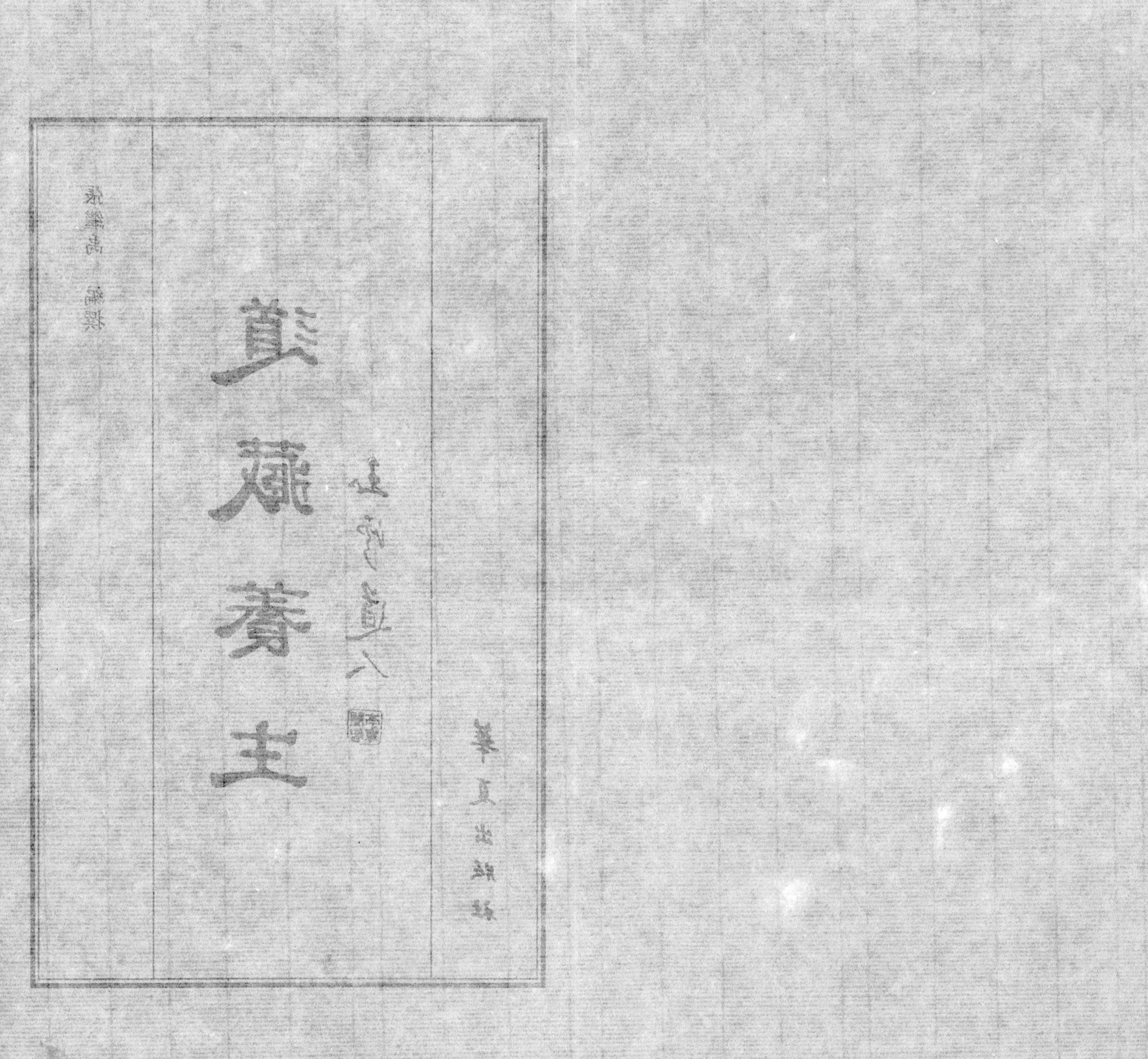

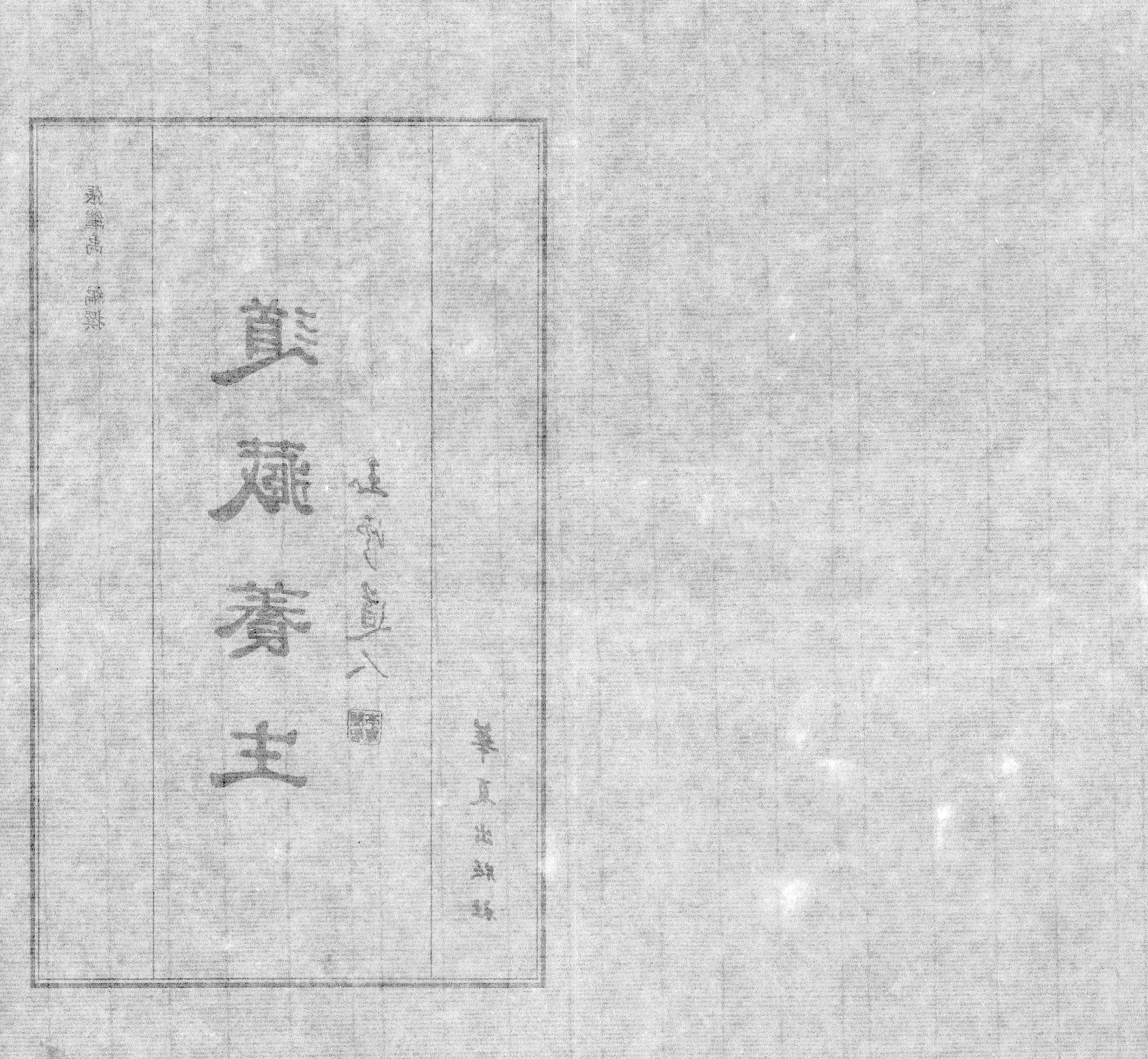

第五編　起居養生

【提要】道教養生固然有像胎息内丹那樣高妙精深的一面，但更多的是日常生活中平易淺顯的内容。起居養生作為道教成仙的初階，雖未必能就此達到長生不死的境界，但其切實可見的保健養生效果，確是奠定健康長壽的基礎。

至道不煩。起居的範圍十分廣泛，平常所説的衣食住行，言談舉止，無不包含其中。起居養生的實質，無非是在日常的生活活動中建立起合乎衛生的習慣，做到『法於陰陽，和於術數，食飲有節，起居有常，不妄作勞』，即有規律、有節度地生活。本書除了環境、四時、飲食等專篇養生論述外，本編輯録了大量有坐卧行立、沐浴盥洗、衣着器具、語言情緒的道教養生格言和養生經驗。這些經驗、格言，可能十分平常，十分瑣碎，但正是這些細微平凡之處，體現出道教防患於未然、講求節度和提倡自然舒適、勞逸結合的養生原則。儘管我們今天的生活較之前人已發生了巨大變化，生活節奏加快，内容日益豐富，絶非曩昔可比，但這些原則和主張仍然具有重要的借鑒意義。

一　晨興

老年人往往天未明而枕上已醒，凡臟腑有不安處，骨節有酸痛處，必於此生氣時覺之。先以卧功次第行數遍，反側至再，俟日色到窗，方可徐徐而起。乍起慎勿即出户外，即開窗牖。

春宜夜卧早起，逆之則傷肝；夏同於春，逆之則傷心；秋宜早卧早起，逆之則傷肺；冬宜早卧晏起，逆之則傷腎。説見《内經》，養生家每引以爲據。愚謂倦欲卧而勿卧，醒欲起而勿起，勉强轉多不適。况乎日出而作，日入而息，晝動夜静，乃陰陽一定之理，似不得以四時分别。

冬月將起時，擁被披衣坐少頃。先進熱飲，如乳酪、蓮子、圓棗湯之屬，以益脾；或飲醇酒，以鼓舞胃氣。樂天詩所謂空腹三杯卯后酒也。然亦當自審其宜。《易·頤》卦象曰：觀頤，觀其所養也；自求口實，觀其自養也。

晨起漱口，其常也。《洞微經》曰：清早口含元氣，不得漱而吐之。常以津漱口，即細細咽津。愚謂卧時終宵呼吸，濁氣上騰，滿口粘膩，此明證也。故去濁生清，惟漱爲宜。《仲賢餘話》曰：早漱口不若將卧而漱，然兼行之亦無不可。

漱用温水，但去齒垢。齒之患在火，有擦齒諸方，試之久俱無效。惟冷水漱口習慣，則寒冬亦不冰齒，可以永除齒患。即當欲落時，亦免作痛。鬃刷不可用，傷輔肉也，是爲齒之祟。《抱朴子》曰：牢齒之法，晨起叩齒三百下爲良。

日已出而霜露未晞，曉氣清寒，最易觸人。至於霧蒸如烟，尤不可犯。《元命包》曰：陰陽亂則爲霧。《爾雅》曰：地氣發，天不應，曰霧。《月令》曰：仲冬行夏令，則氛霧冥冥。其非天地之正氣可知。更有入鼻微臭，即同山嵐之瘴，毒彌甚焉。《皇極經世》曰：水霧黑，火霧赤，土霧黄，石霧白。

每日空腹食淡粥一甌，能推陳致新，生津快胃，所益非細。如雜以甘鹹之物，即等尋常飲食。揚子雲《解嘲文》云：大味必淡。《本草》載有《粥記》，極言空腹食粥之妙。陸放翁詩云：世人個個學長年，不悟長年在目前，我得宛邱平易法，只將食粥致神仙。

清晨略進飲食後，如值日晴風定，就南窗下，背日光而坐，《列子》所謂負日之暄也。脊梁得有微暖，能使遍體和暢。日爲太陽之精，其光壯人陽氣，極爲補益。過午陰氣漸長，日光減暖，久坐非宜。

長夏晨興，勿輒進食以實胃。夏火盛陽，銷鑠肺陰，先進米飲以潤肺，稼穡作甘，土能生金也。至于曉氣清涼，爽人心目，惟早起乃得領略。寒山子曰：早起不在鷄鳴前。蓋寅時初刻，爲肺生氣之始，正宜酣睡；至卯氣入大腸，方可起身，稍進湯飲；至辰氣入胃，乃得進食。此四時皆同。

（《老老恒言》）

二 燕居

養靜爲攝生首務，五官之司，俱屬陽火，精髓血脉，則陰精也，陰足乃克濟陽。《内經》曰：陰精所奉其人壽，陽精所降其人夭。降者降伏之降，陰不足而受陽制，立見枯竭矣。養靜所以養陰，正爲動時揮運之用。

《顯道經》曰：骨涌面白，血涌面赤，髓涌面黄，肌涌面黑，精涌面光，氣涌面澤。光澤必根乎精氣，所謂晬然見於面也。按精氣二字俱從米，是精氣又必資乎米，調停粥飯，饑飽適時，生精益氣之功孰大焉。

《記·王制》云：九十飲食不離寢。寢謂寢處之所，乃起居卧室之意。如年未九十，精力衰頽者，起居卧室，似亦無不可。少視聽，寡言笑，俱足寧心養神，即却病良方也。廣成子曰：無視無聽，抱神以靜，形將自正。

心者神之舍，目者神之牖，目之所至，心亦至焉。《陰符經》曰：機在於目。《道德經》曰：不見可欲，使心不亂。平居無事時，一室默坐，常以目視鼻，以鼻對臍，調勻呼吸，毋間斷，毋矜持，降心火入於氣海，自覺遍體和暢。

《定觀經》曰：勿以涉事無厭，故求多事；勿以處喧無惡，强來就喧。蓋無厭無惡，事不累心也。若多事就喧，心即爲事累矣。《冲虚經》曰：務外游不如務内觀。

心不可無所用，非必如槁木，如死灰，方爲養生之道。静時固戒動，動而不妄動，亦静也。道家所謂不怕念起，惟怕覺遲。至於用時戒雜，雜則分，分則勞。惟專則雖用不勞，志定神凝故也。

人藉氣以充其身，故平日在乎善養。所忌最是怒，怒心一發，則氣逆而不順，窒而不舒。傷我氣，即足以傷我身。老年人雖事值可怒，當思事與身孰重，一轉念間，可以涣然冰釋。

寒暖饑飽，起居之常。惟常也，往往易於疏縱，自當隨時審量。衣可加即加，勿以薄寒而

少耐；食可置即置，勿以悦口而少貪。《濟生編》曰：衣不嫌過，食不嫌不及。此雖救偏之言，實爲得中之論。

春冰未泮，下體寧過於暖，上體無妨略減，所以養陽之生氣。綿衣不可頓加，少暖又須暫脱。北方語曰：若要安樂，不脱不着。南方語曰：若要安樂，頻脱頻着。

夏月冰盤，以陰乘陽也；冬月圍爐，以陽乘陰也。陰陽俱不可違時。《内經》曰：智者之養生也，必順四時而調寒暑。然冬寒猶可近火，火在表也；夏熱必戒納涼，涼入里也。

《濟世仁術編》曰：手心通心竅，大熱時以扇急扇手心，能使遍體俱涼。愚謂不若諺語云：心定自然涼。心定二字可玩味。

（《老老恒言》）

三　省心

六淫之邪，其來自外，務調攝所以却之也。至若七情内動，非調攝能却。其中喜怒二端，猶可解釋，倘事值其變，憂思悲恐驚五者，情更發於難遏。要使心定，則情乃定。定其心之道何如？曰安命。

凡人心有所欲，往往形諸夢寐，此妄想惑亂之確證。老年人多般涉獵過來，其爲可娱可樂之事，滋味不過如斯，追憶間亦同夢境矣。故妄想不可有，并不必有，心逸則日休也。

世情世態，閲歷久看應爛熟，心衰面改，老更奚求？諺曰：求人不如求己。呼牛呼馬，亦可由人，毋少介意，少介意便生忿，忿便傷肝，於人何損，徒損乎己耳。

少年熱鬧之場，非其類則弗親，苟不見幾知退，取憎而已。至與二三老友，相對閑談，偶聞世事，不必論是非，不必較長短，慎爾出話，亦所以定心氣。

《語》云：及其老也，戒之在得。財利一關，似難打破，亦念去日已長，來日已短，雖堆金積玉，將安用之？然使恣意耗費，反致奉身匱乏，有待經營，此又最苦事。故節儉二字，始終不可忘。

衣食二端，乃養生切要事。然必購珍异之物，方謂於體有益，豈非轉多煩擾？食但慊其心所欲，心欲淡泊，雖肥濃亦不悦口。衣但安其體所習，鮮衣華服，與體不相習，舉動便覺乖宜。所以食取稱意，衣取適體，即是養生之妙藥。

凡事擇人代勞，事后核其成可也。或有必親辦者，則毅然辦之。亦有可姑置者，則决然置之。辦之所以安心，置之亦所以安心，不辦又不置，終日往來縈懷，其勞彌甚。

老年肝血漸衰，未免性生急躁，旁人不及應，每至急躁益甚，究無濟於事也。當以一耐字處之，百凡自然就理。血氣既不妄動，神色亦覺和平，可養身兼養性。

年高則齒落目昏，耳重聽，步蹇澀，亦理所必致。乃或因是怨嗟，徒生煩惱，須知人生特不易到此地位耳。到此地位，方且自幸不暇，何怨嗟之有？

壽爲五福之首，既得稱老，亦可云壽。更復食飽衣暖，優游杖履，其獲福亦厚矣。人世間境遇何常，進一步想，終無盡時，退一步想，自有餘樂。《道德經》曰：知足不辱，知止不殆，可

以長久。

身後之定論，與生前之物議，已所不及聞、不及知，同也。然一息尚存，必無願人毀己者，身後亦猶是耳。故君子疾没世而名不稱，非務名也。常把一名字着想，則舉動自能檢飭，不至毀來，否即年至期頤，得遂考終，亦與草木同腐。《道德經》曰：死而不亡者壽。謂壽不徒在乎年也。

（《老老恒言》）

四　見客

《記·王制》曰：七十不與賓客之事。蓋以送迎僕僕，非老年所能勝。若夫來而不往，《記》以爲非禮，豈所論於老年？予嘗有掃徑詩云：積閑成懶痼難砭，掃徑欣看客迹添，若要往來拘禮法，爾音金玉亦無嫌。

見客必相揖，禮本不可廢，但恐腰易作酸，此禮竟宜捐弃。腰爲腎之府，腎屬水，水動則生波。又按《蠡海集》云：肺居上，肝居下。一鞠躬則肺俯肝仰矣。故嵇康言：禮豈爲我輩設。愚謂揖豈爲老年設！

客至進茶，通行之禮，茶必主客各一，謂主以陪客也。老年交好來往，定皆習熟，止以佳茗進於客可耳。若必相陪，未免强飲，或謂設而不飲亦可，又安用此虚文？

老年人着衣戴帽，適體而已，非爲客也。熱即脱，冷即着，見客不過便服。如必肅衣冠而後相接，不特脱着爲煩，寒温亦覺頓易，豈所以適體乎？《南華經》曰：是適人之適，而不自適其適者也。倘有尊客過訪，命閽人婉辭也可。

凡客雖盛暑，其來也必具衣冠，鵠立堂中，俟主人衣冠而出。客已熱不能勝，當與知交約，主不衣冠，則客至即可脱冠解衣。本爲便於主，却亦便於客。

喜談舊事，愛聽新聞，老人之常態，但不可太煩，亦不可太久，少有倦意而止。客即在座，勿用周旋。如張潮詩所云：我醉欲眠卿且去。可也。大呼大笑，耗人元氣，對客時亦須檢束。

往赴筵宴，周旋揖讓，無此精力，亦少此意興，即家有客至，陪坐陪飲，强以所不欲，便覺煩苦。至值花晨月夕，良友歡聚，偶爾開樽設饌，隨興所之可也，毋太枯寂。

慶吊之禮，非老年之事，自應概爲屏絶。按禮重居喪，《曲禮》猶曰：七十惟衰麻在身，飲酒食肉處於内。又《王制》曰：八十齊喪之事弗及也。况其他乎？

（《老老恒言》）

五　防疾

心之神發於目，腎之精發於耳。《道德經》曰：五色令人目盲，五音令人耳聾。謂淆亂其耳目，即耗敝其精神。試於觀劇時驗之，静默安坐，暢領聲色之樂，非不甚適。至歌闌舞罷，未有不身疲力倦者，可恍悟此理。

久視傷血，久卧傷氣，久坐傷肉，久立傷骨，久行傷筋。此《内經》五勞所傷之説也。老年惟久坐、久卧不能免，須以導引諸法，隨其坐卧行之。使血脉流通，庶無此患。

男女之欲，乃陰陽自然之道。《易·大傳》曰天地絪緼，男女構精是也。然傳引損卦爻辭以爲言，損乃損剛益柔之象，故自然之中，非無損焉。老年斷欲，亦盛衰自然之道。損之爻辭曰窒欲是也。若猶未也，自然反成勉强，則損之又損，必至損年。

五臟俞穴，皆會於背。夏熱時，有命童僕扇風者，風必及之，則風且入臟，貽患非細，有汗時尤甚。縱不免揮扇，手自揮動，僅及於面，猶之禦風而行，俱爲可受。静坐則微有風來，便覺難勝，動陽而静陰，面陽而背陰也。

時疫流行，乃天地不正之氣，其感人也，大抵由口鼻入。吴又可論曰呼吸之間，外邪因而乘之，入於膜原是也。彼此傳染，皆氣感召。原其始，莫不因風而來。《内經》所謂風者，善行而數變。居常出入，少覺有風，即以衣袖掩口鼻，亦堪避疫。

窗隙門隙之風，其來甚微，然逼於隙而出，另有一種冷氣，分外尖利，譬之暗箭焉。中人於不及備，則所傷更甚，慎毋以風微而少耐之。

酷熱之候，俄然大雨時行，院中熱氣逼入於室，鼻觀中并覺有腥氣者，此暑之鬱毒，最易傷人。《内經》曰：夏傷於暑，秋爲痎瘧。須速閉窗牖，毋使得入。雨歇又即洞開，以散室中之熱。再如冷水潑地，亦有暑氣上騰，勿近之。

飽食後不得急行，急行則氣逆，不但食物難化，且致壅塞。《内經》所謂濁氣在上，則生

䐜脹。饑不得大呼大叫，腹空則氣既怯，而復竭之，必傷肺胃。五臟皆禀氣於胃，諸氣皆屬於肺也。

凡風從所居之方來，爲正風，如春東風、秋西風，其中人也淺；從冲後來爲虚風，如夏北風、冬南風。温凉因之頓异，傷人最深。當加意調養，以補救天時。凉即添衣，温毋遽脱，退避密室，勿犯其侵。

三冬天地閉，血氣伏，如作勞出汗，陽氣滲泄，無以爲來春發生之本，此乃致病之原也。春秋時大汗，勿遽脱衣，汗止又須即易，濕氣侵膚，亦足爲累。

石上日色曬熱，不可坐，恐發臀瘡。坐冷石，恐患疝氣。汗衣勿日曝，恐身長汗斑。酒後忌飲茶，恐脾成酒積。耳凍勿火烘，烘即生瘡。目昏毋洗浴，浴必添障。凡此日用小節，未易悉數，俱宜留意。

（《老老恒言》）

六　慎藥

老年偶患微疾，加意調停飲食，就食物中之當病者食之。食亦宜少，使腹常空虚，則絡脉易於轉運，元氣漸復，微邪自退，乃第一要訣。

藥不當病，服之每未見害，所以言醫易，而醫者日益多。殊不知既不當病，便隱然受其累，病家不覺，醫者亦不自省。愚謂微病自可勿藥有喜，重病則寒凉攻補，又不敢輕試。諺

云：不服藥爲中醫。於老年尤當。

病有必欲服藥者，和平之品甚多，盡可施治。俗見以爲氣血衰弱，攻與補皆必用人參。愚謂人參不過藥中一味耳，非得之則生，弗得則死者。且未必全利而無害，故可已即已。苟審病確切，必不可已，寧謂人參必戒用哉？

凡病必先自己體察，因其所現之證，原其致病之由，自頂至踵，寒熱痛癢何如，自朝至暮，起居食息何如，則病情已得，施治亦易。至切脉又后一層事。所以醫者在乎問之詳，更在病者告之周也。

方藥之書，多可充棟，大抵各有所偏，無不自以爲是。竊考方書最古者，莫如《內經》，其中所載方藥，本屬無多，如不寐用半夏秫米湯，鼓脹用鷄矢醴，試之竟無效，他書可知。總之，同一藥而地之所産各殊，同一病而人之禀氣又异，更有同一人、同一病、同一藥，而前後施治，有效有不效，乃欲於揣摹仿佛中求其必當，良非易事，方藥之所以難於輕信也。

《本草》所載藥品，每日服之延年，服之長生，不過極言其效而已，以身一試可乎？雖扶衰補弱，固藥之能事，故有謂治已病不若治未病。愚謂以方藥治未病，不若以起居飲食調攝於未病。

凡感風感寒暑，當時非必遽病，《內經》所謂邪之中人也，不知於其身。然身之受風受寒暑，未有不自知，病雖未現，即衣暖飲熱，令有微汗，邪亦可從汗解。《道德經》曰：夫惟病病，是以不病。

病中食粥，宜淡食，清火利水，能使五臟安和，確有明驗，患泄瀉者尤驗。《內經》曰：胃陽弱而百病生，脾陰足而萬邪息。脾胃乃後天之本，老年更以調脾胃爲切要。

人乳汁方家謂之白朱砂，又曰仙人酒。服食法以瓷碗浸滚水內，候熱，擠乳入碗，一吸盡之，勿少冷。又法以銀鍋入乳，烘乾成粉，和以人參末，丸如棗核大，腹空時噙化兩三丸。老人調養之品，無以過此。此則全利而無害，然非大有力者不能辦。

程子曰：我嘗夏葛而冬裘，饑食而渴飲，節嗜欲，定心氣，如斯而已矣。蓋謂養生却病，不待他求。然定心氣實是最難事，亦是至要事。東坡詩云：安心是藥更無方。

術家有延年丹藥之方，最易惑人，服之不但無驗，必得暴疾。其藥大抵煅煉金石，故峻厲彌甚。《列子》曰：禀生受形，既有制之者矣，藥石其如汝乎？或有以長生之説問程子，程子曰：譬如一爐火，置之風中則易過，置之密室則難過。故知人但可以久生，而不能長生。老年人惟當謹守燼餘，勿置之風中可耳。

（《老老恒言》）

七　消遣

筆墨揮灑，最是樂事。素善書畫者，興到時不妨偶一爲之。書必草書，畫必蘭竹，乃能縱横任意，發抒性靈，而無拘束之嫌。飽食後不可捉筆，俯首倚案，有礙胃氣。若因應酬促逼，轉成魔障。

棋可遣閑，易動心火；琴能養性，嫌磨指甲。素即擅長，不必自爲之。幽窗邃室，觀奕聽琴，亦足以消永晝。

能詩者偶而得句，伸紙而書，與一二老友共賞之，不計工拙，自適其興可也。若拈題或和韵，未免一番着意，至於題照及壽言挽章，概難徇情。

法書名畫，古人手迹所存，即古人精神所寄。窗明幾净，展玩一過，不啻晤對古人，諦審其佳妙，到心領神會處，盡有默默自得之趣味在。

院中植花木數十本，不求名種异卉，四時不絶便佳。呼童灌溉，可爲日課。玩其生意，伺其開落，悦目賞心，無過於是。

鶴，野鳥也，性却閑静，園圃寬闊之所即可畜，去來飲啄，任其自如，對之可使躁氣頓蠲。若籠畫眉，架鸚鵡，不特近俗，并煩調護，豈非轉多一累？

階前大缸貯水，養金魚數尾，浮沉旋繞於中，非必池沼然後可觀。閑伫時觀魚之樂，即樂魚之樂。既足怡情，兼堪清目。

拂塵滌硯，焚香烹茶，插瓶花，上簾鈎，事事不妨身親之。使時有小勞，筋骸血脉乃不凝滯，所謂流水不腐，户樞不蠹也。

《老老恒言》

八　坐卧

坐　久坐傷肉，勞於脾也。《黄帝素問》

勿跂牀懸脚，成血痹，兩足重，腰疼。《千金要方》

勿竪膝坐而交臂膝上。不祥。《雲笈七籤》

不可向北久坐思惟，不祥起。同上

飽食終日久坐，損壽。同上

坐卧於冢墓之間，精神自散。《西山記》

枯木大樹之下不可息，防陰氣觸人陽神。同上

坐卧莫當風，頻於暖處浴。《孫真人枕中歌》

暑月日曬處，雖冷石不可便坐，熱則令人生瘡，冷則成小腸氣。《瑣碎録》

早起　清旦常言好事，勿惡言。聞惡事，即向所來方唾之三遍，吉。又勿嗔怒，勿叱咤咄呼，勿嗟嘆，勿唱奈何，名曰請禍。《千金要方》

凡鷄鳴時叩齒三十六遍訖，舐唇漱口，舌撩上齒，嚥之三過，殺蟲補虚勞，令人强壯。《瑣碎録》

早起以左、右手摩腎，次摩脚心，則無脚氣諸疾；或以熱手摩面上，則令人悦色；以手背揉眼，則明目。同上

煨生薑，早晨含少許，生胃氣，辟山瘴邪氣。同上

早起先以左足下牀，則一日平寧。同上

每日下牀先左脚，念乾元亨利貞；下右足，念日日保長生，如此各念三遍，則終日吉。同上

晨興，以鐘乳粉入白粥中拌和食之，極益人。同上

早起不可用刷牙子，恐根浮，兼牙疏易摇，久之患牙疼。蓋刷牙子皆是馬尾爲之，極有所損。今時出牙者，盡用馬尾灰。蓋馬尾能腐齒齦。同上

早起東向坐，以兩手相摩令熱，以手摩額上至頂上，滿二九止，名曰存泥丸。《太平御覽》

清旦初起，以兩手又兩耳極，上下之二七止，令人不聾。次縮鼻閉氣，右手從頭上引左耳二七止，次引兩髮鬢舉之，令人血氣流通，頭不白。又摩手令熱，以摩身體，從上至下，名乾浴，令人勝風寒時氣，寒熱頭疼，百病皆除之。同上

凡人旦起，常言善事，天與之福。《雲笈七籤》

夜起　夜起裸形，不祥。《雲笈七籤》

夜起坐，以手攀脚底，則無筋轉之疾。《瑣碎録》

睡卧枕附　久卧傷氣，勞於肺也。《黄帝素問》

不可當風卧，不可令人扇之，皆卧得病也。《千金要方》

凡人卧，春夏向東，秋冬向西，頭勿北卧，及墻北亦勿安牀。同上

凡欲眠，勿歌咏，不祥。同上

上牀坐，先脱左足。卧勿當舍脊下，卧訖勿留燈燭，令魂魄及六神不安，多愁怨。人頭邊勿安火爐，日久引火氣，頭重、目赤，睛及鼻乾。同上

夜卧當耳勿有孔，吹人即耳聾。同上

夏不困露面卧，令人面皮厚，喜成癬或作面風。同上

冬夜勿覆其頭，得長壽。同上

凡人眠，勿以脚懸踏高處，久成腎水損房，足冷。同上

不得晝眠，令人失氣。同上

卧勿大語，損人氣力。同上

暮卧常習閉口，口開即失氣，且邪惡從口入，久成消渴及失血色。同上

屈膝側卧，益人氣力，勝正偃卧。按：孔子不尸卧，故曰：睡不厭踧，覺不厭舒。同上

凡人舒睡，則有鬼痛魔邪。同上

凡眠先卧心，後卧眼，一夜當作五度反覆，常逐更轉。同上

勿濕頭卧，使人頭風眩悶，髮禿面黑，齒痛耳聾，頭生白屑。同上

凡睡覺，勿飲水更眠，令人作水癖。《巢氏病源》

夜卧或側或仰，一足伸屈不并，則無夢泄之患也。《瑣碎録》

臨卧用黄柏皮蜜炙，含少許，一生不患咽喉。同上

雷鳴勿仰卧。同上

人睡着不可將筆畫面，其人神魂外游，回視不認尸，有至死者。同上

卧處不可以首近火，必有目疾。亦不可當風，必患頭風等疾。背受風則嗽胸無禁。同上

多睡令人目盲。《雲笈七籤》

丈夫勿頭北向卧，令人神不安，多愁忘。同上

凡人卧不用隱膊下，令人六神不安。同上

凡卧欲得數側，語笑欲令至少，莫令聲高。同上

慎勿上牀卧歌，凶。同上

暮卧先讀《黄庭内景玉經》一遍，乃卧，使人魂魄自然制煉。常行此法二十八年，亦成仙矣。《正一修真旨要》

飽食便卧，損壽也。同上

人若睡，必須側卧踡跼，陰魄全也。亦覺即須展兩脚，叉兩手，令氣通遍渾身，陽氣布也。《雲笈七籤》

寢無伏。出《禮記》。又《雲笈七籤》云：始卧伏卧牀，凶。

夜卧，自脛以下常須覆薄被，不如此則風毒潛入，血氣不行，直至覺來，頑痹癱緩，軟脚偏風因兹交至。《四時養生論》

睡不張口，恐氣泄而損神。《西山記》

卧濕當風，則真氣自弱。同上

夜卧，當耳勿得有孔，風入耳中，喜令口喎。《巢氏病源》

飽食仰卧，久成氣疾，病頭風。同上

人見十步直墻，勿順墻而卧，風利吹人，必發癲癇及體重。同上

汗出不可露卧及浴，使人身振寒熱風疹。同上

麻黄末五分，日中面向南杵之，水調方寸匕，日可三服，不睡。若要睡，用糯米粥、葵菜湯解之，依舊。此煉丹守爐之秘法也。《墨子秘録》

煮通草茗飲之，不睡矣。同上

將麝香一劑安於枕中，能除邪辟惡。《狐剛子粉圖》

決明子置之枕中，最明眼。《瑣碎録》

不可用菊花爲枕，久之令人腦冷。同上

神枕法：昔太山下有老翁者，失其名字。漢武東巡，見老翁鋤於道，背上有白光高數尺，帝怪而問之：有道術否？老翁對曰：臣昔年八十五時，衰老垂死，頭白齒落，有道士者教臣服棗飲水絶穀，并作神枕法，中有三十二物。其三十二物中，二十四物善，以當二十四氣；其八物毒，以應八風。臣行之，轉少，白髮返黑，墮齒復生，日行三百里。臣今年一百八十矣，不能棄世入山，顧念孫子，復還食穀，又已二十餘年，猶得神枕之力，往不復老。武帝視老翁顔狀，當如五十許人，驗問其鄰，皆云信然。帝乃從受其方作枕，而不能隨其絶穀飲水也。方用五月五日、七月七日取山林柏以爲枕，長一尺二寸，高四寸，空中，容一斗二升，以柏心赤者

爲蓋，厚二分，蓋致之令密，又當使可開用也。又鑽蓋上爲三行，行四十孔，凡一百二十孔，令容粟米大。其用藥：芎藭、當歸、白芷、辛荑、杜衡、白朮、藁本、木蘭、蜀椒、桂、乾薑、防風、人參、桔梗、白薇、荆實、肉蓯蓉、飛廉、柏實、薏苡子、款冬花、白蘅、秦椒、蘪蕪，凡二十四物以應二十四氣。加毒者八物應八風：烏頭、附子、藜蘆、皂莢、䒼草、礜石、半夏、細辛。右三十二物各一兩，吹咀，以毒藥上安之，滿枕中，用布囊以衣枕。百日，面有光澤；一年，體中所疾及有風疾，一一皆愈瘥，而身盡香；四年，白髮變黑，齒落更生，耳目聰明。神方驗秘，不傳非其人也。藁本是老芎藭母也。武帝以問東方朔。答曰：昔女廉以此方傳玉青，玉青以傳廣成子，廣成子以傳黄帝。近者谷城道士淳于公枕此藥枕耳，百餘歲而頭髮不白。夫痛之來，皆從陽脉起，今枕藥枕，風邪不得侵人矣。又雖以布囊衣枕，猶當復以幃衾重包之，須欲卧枕時，乃脱去之耳。詔賜老翁疋帛。老翁不受，曰：陛下好善，故進之耳。帝止。《雲笈七籤》

益眼者，無如磁石以爲益枕，可老而不昏。寧王宫中用之。《豐寧傳》

《養生類纂》

坐卧 書云：久坐傷肉，久卧傷氣。坐勿背日，勿當風濕，成勞。坐卧於塚墓之傍，精神自散。

書云：卧出而風吹之，血凝於膚爲痹，凝於脉爲血行不利，凝於足爲厥。

書云：燭燈而卧，神魂不安。卧宜側身屈膝，不損心氣。覺宜舒展，精神不散。舒卧招邪魅。孔子云：寢不尸。

書云：寢不得言語。五臟如懸磬，不懸不可發聲。孔子云：寢不言。

書云：卧勿以脚懸踏高處，久成腎水，虚損足冷。

書云：卧不可戲將筆墨畫其面，魂不歸體。

書云：卧魘不語，是魂魄外遊，爲邪所執，宜暗唤。忌以火照，照則神魂不入，乃至死於燈前。魘者，本由明出，不忌火，并不宜近唤及急唤，亦恐失神魂也。

書云：卧處頭邊勿安火爐，日久引火氣，頭重，目赤，鼻乾，發腦癰，瘡癤。

書云：卧習閉口，氣不失，邪不入。若張口，久成消渴，失血色。又夜卧勿覆頭，得長壽。

濯足而卧，四肢無冷病。又醉卧當風，使人發瘖。醉卧黍穰中，發瘡，患大風，眉墮。又雷鳴時仰卧，星月下倮卧，當風中醉卧，以人扇之，皆不可也。

隱居云：卧處須當傍虚歇，烘焙衣衾常損人。

書云：飽食即卧，久成氣病，腰痛，百疴不消，成積聚。

書云：汗出不可露卧及浴，使人身振，寒熱，風疹。

書云：坐卧處有隙風，急避之。尤不宜體虚年老之人。有人三代不壽，問彭祖，祖觀其寢處，果有一穴，當其腦户，令塞之，遂得壽盡。隙風入耳，吹腦，則陽氣散。頭者，諸陽氣聚，以主生也。

《三元延壽參贊書》

安寢 少寐乃老年大患，《内經》謂衛氣不得入於陰，常留於陽，則陰氣虚，故目不瞑。載有方藥，罕聞奏效。邵子曰：寤則神栖於目，寐則神栖於心。又曰：神統於心。大抵以清

心爲切要，然心實最難把捉。必先平居靜養，入寢時將一切營爲計慮，舉念即除，漸除漸少，漸少漸無，自然可得安眠。若終日擾擾，七情火動，輾轉牽懷，欲其一時消釋得乎？

《南華經》曰：其寐也魂交。養生家曰：先睡心，後睡目。俱空言擬議而已。愚謂寐有操縱二法：操者，如貫想頭頂，默數鼻息，返觀丹田之類，使心有所着，乃不紛馳，庶可獲寐；縱者，任其心游思於杳渺無朕之區，亦可漸入朦朧之境。最忌者，心欲求寐，則寐愈難。蓋醒與寐交界關頭，斷非意想所及，惟忘乎寐，則心之或操或縱，皆通睡鄉之路。

《語》曰：寢不尸。謂不仰卧也。相傳希夷安睡訣：左側卧則屈左足，屈左臂，以手上承頭，伸右足，以右手置右股間。右側卧反是。半山翁詩云：華山處士如容見，不覓仙方覓睡方。此果其睡方耶？依此而卧，似較穩適，然亦不得太泥，但勿仰卧可也。

《記·玉藻》曰：寢恒東首。謂順生氣而卧也。《保生心鑒》曰：凡卧，春夏首向東，秋冬首向西。愚謂寢處必安其常，《記》所云恒也。四時更變，反致不安。又曰：首勿北卧。謂避陰氣。《雲笈七籤》曰：冬卧宜向北。又謂：乘旺氣矣。按《家語》曰：生者南向，死者北首，皆從其初也。則凡東西設牀者，卧以南首爲當。

卧不安，易多反側，卧即安，醒時亦當轉動，使絡脉流通。否則半身板重，或腰肋痛，或肢節酸者有之。按釋氏戒律，卧惟右側，不得轉動，名吉祥睡。此乃戒其酣寐，速之醒也。與老年安寢之道正相反。

胃方納食，脾未及化，或即倦而欲卧，須强耐之。《蠡海集》曰：眼眶屬脾，眼開眶動，脾應之而動。又曰：脾聞聲則動，動所以化食也。按脾與胃同位中州，而膜聯胃左，故脉居右而氣常行於左。如食後必欲卧，宜右側以舒脾之氣。《續博物志》云：卧不欲左脅。亦此意。食遠則左右胥宜。

覺須手足伸舒，睡則不嫌屈縮。《續博物志》云卧欲足縮是也。至冬夜，愈屈縮則愈冷。《玉洞要略》曰：伸足卧，一身俱暖。試之極驗。楊誠齋雪詩云：今宵敢嘆卧如弓。所謂愈屈縮愈冷，非耶？

就寢即滅燈，目不外眩，則神守其舍。《雲笈七籤》曰：夜寢燃燈，令人心神不安。真西山《衛生歌》曰：默寢暗眠神晏如。亦有滅燈不成寐者，錫製燈龕，半邊開小竇以通光，背帳置之，便不照耀及目。

寢不得大聲叫呼。蓋寢則五臟如鍾磬不懸，不可發聲。養生家謂多言傷氣，平時亦宜少言，何况寢時！《玉笥要覽》曰：卧須閉口，則元氣不出，邪氣不入。此靜翕之體，安貞之吉也。否則令人面失血色。

頭爲諸陽之首，《攝生要論》曰：冬宜凍腦。又曰：卧不覆首。有作睡帽者，放空其頂，即凍腦之意。然終嫌太熱，用輕紗包額，如婦人包頭式，或狹或寬，可趁天時，亦惟意所適。

腹爲五臟之總，故腹本喜暖。老人下元虚弱，更宜加意暖之。辦兜肚，將蘄艾捶軟鋪勻，蒙以絲綿，細針密行，勿令散亂成塊。夜卧必需，居常亦不可輕脱。又有以薑、桂及麝諸藥裝入，可治腹作冷痛。段成式詩云：見說自能裁衵肚，不知誰更着帩頭？注：衵肚，即今之兜

求古篇

正蒙卷之一

肚。

兜肚外再加肚束，腹不嫌過暖也。《古今注》謂之腰彩。有似婦人襪胸，寬約七八寸，帶繫之。前護腹，旁護腰，後護命門，取益良多，不特卧時需之。亦有以温暖藥裝入者。

解衣而寢，肩與頸被覆難密。製寢衣如半臂，薄裝絮，上以護其肩，短及腰，前幅中分，扣鈕如常，後幅下聯横幅，圍匝腰間，繫以帶，可代肚束，更綴領以護其頸。頸中央之脉，督脉也，名曰風府，不可着冷。領似常領之半，掩其頸後，舒其咽前，斯兩得之矣。穿小襖卧，則如式作單者加於外。《説叢》云：鄉黨必有寢衣，長一身有半。疑是度其身而半之，如今着小襖以便寢，義亦通。

晝卧 午後坐久微倦，不可便榻即眠，必就卧室安枕移時，或醒或寐，任其自然，欲起即起，不須留戀。《左傳》醫和之言曰：晦淫惑疾。注：寢過節則惑亂。即起，以熱水洗面，則眼光倍爽。加薄綿衣暖其背，則肢體俱覺輕健。樂天詩所謂一覺閑眠百病消也。三伏時或眠便榻，另設帳，窗户俱必密閉。

冬月晝卧，當以薄被覆其下體，此時微陽潛長，必温暖以養之。血氣本喜温而惡寒，何況冬月。如不以被覆，及起，定覺神色偃蹇，遍體加冷，陽微弗勝陰凝也。

長夏晝卧，醒後即進熱飲，以助陽氣，如得微汗亦妙。夏爲陽極之候，晝宜動而卧則反静，宣達之所以順時。

歐陽公曰：介甫嘗云，夏月晝卧，方枕爲佳，睡久氣蒸枕熱，則轉一方冷處。老年雖不宜受冷，首爲陽，不可令熱，況長夏晝卧。枕雖末節，亦取所宜。

《天禄識餘》云：李黄門以午睡爲攤飯。放翁詩：攤飯横眠夢蝶牀。此惟年壯胃强方可，老年胃氣既弱，運動尚慮停滯，必待食久既化，胸膈寬然。未倦猶弗卧，少倦亟就枕，過此恐又不成寐矣。

坐而假寐，醒時彌覺神清氣爽，較之就枕而卧，更爲受益。然有坐不能寐者，但使緘其口，閉其目，收攝其心神，休息片時，足當晝眠，亦堪遣日。樂天詩云：不作午時眠，日長安可度。此真老年閑寂之況。

當晝即寢，即寢而起，入夜復寢，一晝夜間，寢興分而二之。蓋老年氣弱，運動久則氣道澀，故寢以節之。每日時至午，陽氣漸消，少息所以養陽；時至子，陽氣漸長，熟睡所以養陰。東坡詩云：此身正似蠶將老，更盡春光一再眠。若少壯陽氣方盛，晝寢反令目昏頭重，陽亢也。

（《老老恒言》）

睡訣 孝先曰：花竹幽窗午夢長，此中與世暫相忘。華山處士如容見，不覓仙方覓睡方。睡亦有方，希夷意謂息魂離神不動也。《遺教經》云：乃有煩惱毒蛇，睡在汝心。毒蛇既出，乃可安眠之謂。近世西山蔡季通有睡訣云：睡側而屈，睡覺而伸，早晚以時。先睡心，後睡眼。晦翁以此爲古今未發之妙。

（《怡情小録》）

夜坐　日未出而即醒，夜方闌而不寐，老年恒有之。黄昏時如輒就寢，則愈不能寐，必坐有頃，坐時先調息以定氣，塞聰掩明，屏除雜想，或行坐功運動一番。《亢倉子》曰：體合於心，心合於氣，氣合於神，神合於無。夜坐如此，即安睡之妙訣。

五臟之精氣上注於目，坐時燈光照耀，即閉目亦似紅紗罩之，心因目動，遂致淆亂神明，須置隱燈。放翁詩所云小幟幛燈便細書是也。使光不射目，兼養目力。若滅燈而坐更妥。《楞嚴經》曰：開眼見明，名爲見外；閉眼見暗，名爲見內。《荀子》曰：濁明外景，清明內景。意同。

坐久腹空，似可進食，亦勿輒食，以擾胃氣。《內經》曰：胃不和則卧不安。或略進湯飲以暖之，酒更不可飲。氣血入夜而伏，酒性動散，兩相妨也。夜不食薑亦此意。

剪燭夜話，此少壯之常，老年若不檢束，愈談笑愈不倦，神氣浮動，便覺難以收攝。鮑氏《皇極經世注》曰：人之神晝在心，夜在腎。蓋腎主納氣，談笑則氣不納，氣不納則神不藏，所以終夜無寐，談笑亦足致之。

夜以更點爲候，如更點無聞，何所取準，拈香一炷或兩炷，隨其坐之久暫，令每夜同之，則氣血之動定有常，入寢始覺安然。四時夜有長短，各酌其宜可也。

予嘗有秋夜詩云：薄醉倦來禁不得，月光窺牖引人看。凡值月明時，推窗看月，事所恒有，然呼吸間易感風露，爲從暖室中頓受涼氣耳。《內經》曰：因於風露，乃生寒熱。秋月彌佳，尤宜戒看。

夏夜時刻甚短，即早卧僅及冬夜之半。陳傅良詩所謂短夜得眠常不足。縱未就枕，只宜寢室中坐少頃。至若風檐露院，涼爽宜人，非不快意，但夜氣暗侵，每爲病根所伏。大凡快意處，即是受病處。老年人隨事預防，當於快意處發猛省，又不獨此夜坐納涼之一節也。

夜坐乃凝神於静，所以爲寐計耳。按《紫岩隱書》曰：每夜欲睡時，繞室行千步，始就枕。其説却與坐相反，蓋行則身勞，勞則思息，動極而返於静，亦有其理。首篇論安寐，愚謂有操縱二法，此夜坐是以静求静，行千步是以動求静，與操縱意相參，可以體驗得之。

（《老老恒言》）

静坐之法　静坐爲長生初基之第一要法，蓋所以固精、凝神、斂氣也。其理前已屢屢之矣，今但言其法。法於静僻之地，築一幽室，布置宜極清幽簡潔之至，中間用物，不宜繁復，但設一雲牀，香案几椅之外，無用他物，蓋事物簡而其心易澄也。雲牀之蒲團，或用尋常坐墊，宜厚宜軟，初習時恐因下面硬而足受痛，擾其神也。若習久之，則平地亦可行。静坐時，衣服宜寬舒，使胸腹能擴張。趺坐時，以左足置右胜上，更於左脛上，以右足置左胜下。若初行時不能全趺坐，則可行半趺坐。所謂半趺坐者，僅以左足置右胜上，而右足置左足下。若疲倦時，可以左右易行之。静坐之時，頭宜正，目宜半瞑，胸宜開，腰脊宜直，兩手宜互疊，即互握亦可，置腹前。每日行趺坐之時，宜在子後午前。初坐時時間不宜過長，時間過長，肢體未堅而疲倦，反足致傷。先以綫香一枝，燃着之插於爐，最初以半炷香爲度，其後逐漸增長，則功行漸進，至一時辰而後，則不患其再以疲勞致傷矣。静坐一忌喧擾，二忌冥想，三忌濕

地，四忌悶熱，五忌無恒。此爲五病，犯之者心亂神馳，不可爲訓矣。

（《長生不老訣》）

九　行立

行　行不得語，令失氣。《千金要方》

凡欲行來，常存魅罡在頭上，所向皆吉。同上

行及乘馬不用回顧。則神去。同上

夜行用手掠腦後髮，長精神，鬼魅不敢近。《瑣碎録》

疾行損筋。同上

行不多言，恐神散而損氣。《西山記》

夜行常琢齒，琢齒亦無正限數也。煞鬼邪，鬼畏琢齒聲，是故不得犯人。《真誥》

夜行及冥卧心中恐者，存日月還入於明堂中，須臾百邪自滅，山居恒爾，此爲佳。同上

夜歸，左手或右手以中指書手心，作我是鬼三字。再握固則不恐懼。《瑣碎録》

久行傷筋，勞於肝也。《黃帝素問》

立　久立傷骨，勞於腎也。《黃帝素問》

久立則腎病。《華佗中藏經》

久立低濕，成疾。同上

坐立莫於燈心後，使人無事被牽連。《袁天罡陰陽禁忌歷》

（《養生類纂》）

行立　書云：久行傷筋，勞於肝；久立傷骨，損於腎。

《養生》云：行不疾步，立不至疲，立不背日。

真人云：夜行常啄齒，殺鬼邪。

書云：行汗勿跂牀懸脚，久成血痹，足痛腰疼。大霧不宜遠行。行宜飲少酒，以御霧瘴。

（《攝生要録》）

散步　坐久則絡脉滯，居常無所事，即於室内時時緩步，盤旋數十匝，使筋骸活動，絡脉乃得流通。習之既久，步可漸至千百，兼增足力。步主筋，步則筋舒而四肢健，懶步則筋攣，筋攣日益加懶，偶展數武，便苦氣乏，難免久坐傷肉之弊。

欲步先起立，振衣定息，以立功諸法，徐徐行一度。然後從容展步，則精神足力倍加爽健。《荀子》曰：安燕而氣血不惰。此之謂也。

飯後食物停胃，必緩行數百步，散其氣以輸於脾，則磨胃而易腐化。《蠡海集》曰：脾與胃俱屬土，土耕鋤始能生殖，不動則爲荒土矣，故步所以動之。《瑯琊記》曰：古之老人，飯後必散步，欲摇動其身以消食也。故後人以散步爲消摇。

《遵生箋》曰：凡行步時，不得與人語，欲語須住足，否則令人失氣。謂行步則動氣，復開口以發之，氣遂斷續而失調也。雖非關要，寢食而外，不可言語，亦須添此一節。

散步者，散而不拘之謂。且行且立，且立且行，須得一種閑暇自如之態。廬綸詩白雲流水如閑步是也。《南華經》曰：水之性，不雜則清，鬱閉而不流，亦不能清。此養神之道也，散步所以養神。

偶爾步欲少遠，須自揣足力，毋勉强。更命小舟相隨，步出可以舟回，或舟出而步回，隨其意之所便。既回，即就便榻眠少頃，并進湯飲以和其氣。元微之詩云：僶俛還移步，持疑又省躬。即未免涉於勉强矣。

春探梅，秋訪菊，最是雅事。風日晴和時，偕二三老友，措筇里許，安步亦可當車。所戒者乘興縱步，一時客氣爲主，相忘疲困，坐定始覺受傷，悔已無及。

出門 邵子自言四不出，大風、大雨、大寒、大熱也。愚謂非特不可出門，即居家亦當密室靜攝，以養天和。大雷大電，尤當緘口肅容，敬天之怒。如值春秋佳日，扶杖逍遥，盡可一抒沉鬱之抱。

偶然近地游覽，茶具果餌，必周備以爲不時之需。置食籠，竹編如盒，叠作數層，外以環約之，使一手可提。《記·王製》曰：膳飲從於游，乃兼具酒食。如近地亦非必備。

春秋寒暖不時，即近地偶出，棉夾衣必挈以隨身。往往頃刻間氣候迥異，設未預備，乍暖猶可，乍凉即足以爲患。

乘興而出，不過邇在村郭間，可泛小舟，舟前後必障蔽。樂天詩所謂一莖竹篙剔船尾，兩幅青幕覆船頭也。舟中不能設椅，屹坐摇杌，殊覺不寧，製環椅無足，平置舟板上，與坐環

椅無别。居家時不妨移置便榻，亦堪小坐。

舟中另置褥，厚而狹者，可坐可卧；另置枕，短而高者，可靠手，可枕首。微覺懶倦，有此則坐卧胥安。

足力尚健者，備游山鞋，每製必二緉。上山則底前薄後厚，下山則底前厚後薄，趁宜而着，命童子携之。古人有登山屐，去屐前齒，亦此意。

摺叠凳，游具也。四足兩兩交加，邊則但具前後，以木棉縷綳爲面，軟而可摺，今俗稱馬踏子，其製仿自前明，見《三才圖會》。予詩有穩坐看山權當榻，不妨摺叠入游囊之句。凡出門，命携以相隨，足力倦即堪少坐，不必專爲游山也。

太白詩：飯顆山頭逢杜甫，頭戴笠子日卓午。又東坡戴笠行雨中，繪笠屐圖。笠爲古人所恒用，御雨兼障日。夏秋之初，或倚杖而出，亦可預辦。製以棕與藤，俱嫌少重，竹爲骨，皂紗蒙其上，似較輕便。另用紗三寸許，垂於笠邊，謂之笠檐，亦堪障日。

老年出不遠方，無過往來鄉里。《曲禮》曰：行役以婦人。謂設有不得已而遠行，所以慮之周也。以婦人者，婦人舉動柔和，故用之。然此亦古人優體衰羸，不嫌過於委曲，苟有勤謹童僕，左右習慣者，未始不可用。

遠道行李，必作信宿計。各項周備外，其要尤在牀帳。辦闊大摺叠凳二，或棕綳之，或皮綳之，兩凳相接而排，長廣恰如牀式，聞軍營中多用此。帳用有骨子可以架起者。

嚴冬遠出，另備帽，名將軍套。皮製邊，邊開四口，分四塊，前邊垂下齊眉，後邊垂下遮

頸，旁邊垂下遮耳及頰，偶欲摺上，扣以鈕，仍如整邊。趁寒趁暖，水陸俱當。

（《老老恒言》）

行動坐卧亦當有法　吾人處世，行動宜有常也，坐卧宜有時也。若非常而行動，非時而坐卧，皆非攝生之道也。此理固盡知之，亦盡人能言之，然行動坐卧，皆有一定法則，順之則永年，違之則損壽，此事非庸俗之流所能知矣。吾人嘗見龜與鶴，言龜鶴之壽者，莫不云千歲龜與鶴，介羽之屬耳，而其壽反在人類之上，是豈無故者？略示其理，以告世人。龜之爲物，行動之際，頗覺累墜，而當其伏處之時，則六體蜷伏，澹然恬静，縱外物有犯之者，亦惟忍受，不怒不動，静伏如故，此其氣已清，其神已寧之徵也。惟其如是，故得永年。吾人於行動勞苦之後，小坐休息之時，當效龜之静伏，一念不生，縱爲外物所擾，亦不怒不動，則心泰神安，氣清志一，獲壽之徵也。鶴居深山，往來於幽岸翠靄之間，啄苓果參花以爲食，是其得氣已清，然其行動之間，亦有特壽之徵也。其他禽類之平行地上也，足不提而前衝，全身動摇，惟鶴則不然。其行也，必先提其足，而蓄其爪，昂首上觀，然後前行，及地之際，爪撤而足下，頭亦因之前俯。蓋提足蓄爪，所以定其心而穩其步也；昂首上觀，俯首下視者，所以理其氣而匀其脉也。心定氣理脉匀，則壽之所以長也。犬之爲物，其卧地也，恒側其身，伸前足而蜷其後足，直其頸，如此則内臟舒伸，而百脉調匀，氣血周行，可以無阻。氣能周行則清，氣清神安，神安則心定，如此入睡，魔不能擾，此其旨也。犬性最警覺，雖卧常若醒，故一遇微聲，即吠躍而起。吾入之睡酣也，往往如死，六賊侵之矣，故時有夢寐魔魘之兆，此最足病人。我所謂卧當如犬者，效犬之警覺，不至酣卧也。非效犬之一遇微聲，即吠躍而起也。諸子當謹志此：坐當如龜、行當如鶴、卧當如犬之語，以爲行動坐卧之法，則長生必矣。

（《長生不老訣》）

十　沐浴

沐浴　《太上素靈經》云：太上曰：兆之爲道，存思《大洞真經》，每先自清齋，沐浴蘭湯。

《太上靈寶無量度人上品妙經》云：道言，行道之日，皆當香湯沐浴。

《黄籙簡文經》云：奉經威儀，登齋誦經，當沐浴以精進。若神氣不清，則魂爽奔落。

《紫虚元君内傳》云：夫建志内學，養神求仙者，常當數沐浴以致靈氣，玉女降祥，不沐浴者，故氣前來，三宫穢汙。

《仙公請問經》云：經污不以香水洗沐，則魂魄奔落，爲他鬼所拘録。

《三元品戒》曰：常以正月十五日、七月十五日、十月十五日，平旦、中夜沐浴，東向以杓迴香湯，左轉三十二遍，閉目思日光在左目上，月光在右目上，五星纏絡頭上，五雲蓋體，四靈侍衛。訖，便叩齒三十二通，祝曰：天澄氣清，五色高明。日月吐暉，灌我身形。神津内澳，香湯鍊形，光景洞曜，焕映上清。氣不受塵，五腑納靈。罪滅三塗，禍消九冥，惡根斷絶，福慶自生。今日大願，一切告盟。身受開度，昇入帝庭。畢，仰嚥液三十二通止，便洗沐。畢，冠

帶衣服，又叩齒十二通，祝曰：五濁以清，八景以明，今日受煉，罪滅福生。長與五帝，齊參上靈。祝畢，便出户入室，依法行道。夫每經一殗，皆須沐浴，修真致靈，特宜清净，不則多病。侍經真官，計人罪過。沐浴香湯。用竹葉、桃枝、柏葉、蘭香等分納水中，煮十數沸，布囊濾之去滓，加五香，用之最精。

《太丹隱書洞真玄經》云：五香沐浴者，青木香也。青木華葉五節，五五相結，故辟惡氣，檢魂魄，制鬼煙，致靈蹟。以其有五五之節，所以爲益於人耶。此香多生滄浪之東，故東方之神人，名之爲青木之香焉。又云：燒青木、薰陸、安息膠於寢室頭首之際者，以開通五濁之臭，絶止魔邪之氣，直上衝天四十里。此香之煙也，破濁臭之氣，開邪穢之霧。故天人玉女，太一帝皇，隨香氣而來，下憩子之面目間焉。燒香夜，特亦常存而爲之。

《黄氣陽精三道順行經》云：上學之士，服日月皇華金精飛根黄氣之道，當以立春之日清朝，煮白芷、桃皮、青木香三種，東向沐浴。

《西王母寶神起居玉經》云：數澡浴，要至甲子當沐浴，不爾，當以幾音饑月日旦，使人通靈浴。不患數，患人不能耳。蕩練尸臭，而真氣來入。

又云：太上九變十化。

《易新經》曰：若履殗穢及諸不净處，當洗澡浴，盥解形以除之。其法用竹葉十兩、桃皮削取白四兩，以清水一斛二斗於釜中煮之，令一沸出，適寒温，以浴形，即萬殗消除也。既以除殗，又辟濕痹、瘡癢之疾。且竹虚素而内白，桃即却邪而摺穢，故用此二物以消形中之滓濁也。天人下遊既返，未嘗不用此水以自蕩也。至於世間符水，祝漱外舍之，近術皆莫比於此方也。若浴者蓋佳。但不用此水以沐耳。

《三皇經》云：凡齋戒沐浴，皆當盥汰五香湯。五香湯法，用蘭香一斤，荆花一斤，零陵香一斤，青木香一斤，白檀一斤。凡五物切之，以水二斛五斗煮取一斛二斗，以自洗浴也。此湯辟惡，除不祥氣，降神靈，用之以沐，並治頭風。

《太上七晨素經》云：每以月一日、十五日、二十三日，一月三取三川之水一斛一經云，三川水取三江口水。一經云，取三井水亦佳，鷄舌、青木香、零陵香、薰陸香、沉香五種各一兩，擣内水中煮之，水沸便出，盛器之中，安著牀上，書通明符著中以浴，未解衣，先東向叩齒二十四通，思頭上有七星華蓋，紫雲覆滿一室，神童散香在左，玉女執巾在右。畢，取水含仰漱左右三通，祝曰：三光朗照，五神澄清。天無浮翳，地無飛塵。沐浴東井，受胎返形。三練九戒，内外齊精。玉女執巾，玉童散靈。體香骨芳，上造玉庭。長保元吉，天地俱並。畢，脱衣東向，先漱口三過，次洗手面，然後而浴也。浴畢，轉西向陰祝曰：浣濁除塵，洗穢返新。改易故胎，永受太真。事訖，取符沉著井中。

天帝君沐浴上法，受之元始天王。按法修行，體香骨芳，得爲帝皇。傳付天帝君修行，得流精紫光，覆冠帝身。天帝君傳南極上元君。上元君修行，得流芳上徹，香聞三清。傳付太微天帝君修行，五方自生神芝，來會帝房。傳付上聖金闕君，金闕君修行，面生玉澤，體發奇光。傳付上相青童君，青童君修行，香充三清，光映十方。此之妙道，非世所行，秘在南極紫

房之内。有分應仙，當得此經，按文修行三元紫房，體生玉澤，面發奇光，神聰奇朗，究徹無窮，能行其道，白日登晨。

《外國放品經》云：沐浴金門，冠帶神輝，學同天人，壽極二儀。高上合歡，萬仙總歸，正虛結符，永無傾危。

沐浴七事獲七福 《沐浴身心經》云：沐浴内净者，虛心無垢；外净者，身垢盡除。存念真一，離諸色染，證入無爲，進品聖階，諸天紀善，調湯之人功德無量。天真皇人復白。天尊未審五種香湯，獲七福因，何者爲是？何所修行？有何勝業？願更開曉。天尊答曰：五香者，一者白芷，能去三尸；二者桃皮，能辟邪氣；三者柏葉，能降真仙；四者零陵，能集靈聖；五者青木香，能消穢召真。此之五香，有斯五德。七福因者，一者上善水，二者火薪，三者香藥，四者浴衣，五者澡豆，六者净巾，七者蜜湯。此七福因，能成七果：一者常生中國，爲男子身；二者身相具足；三者身體光明，眼瞳徹視，四者鬒髮紺青，圓光映項；五者唇朱口香，四十二齒；六者兩手過膝；七者心聰意慧，通了三洞經法。

（《雲笈七籤》）

沐浴 沐浴未乾而熟睡，成疾。《華佗中藏經》

浴冷水，則生腎痹之疾。同上

新沐髮訖，勿當風，勿濕縈髻，勿濕頭卧，使人頭風眩悶，髮禿面黑，齒痛耳聾，頭生白屑。《千金要方》

夜沐髮不食即卧，令人心虛，饒汗多夢。同上

熱泔洗頭，冷水濯之，作頭風。同上

飲水沐頭，作頭風。同上

冬浴，不必汗出霡霂。同上

時行病，新汗方解，勿冷水洗浴，損心。同上

凡居家不欲數沐浴，若沐浴必然密室，不能大熱，亦不得大寒，皆生百疾。同上

沐浴後不得觸風寒。同上

飢忌浴，飽忌沐，沐訖須進少許食飲，乃出。同上

常以晦日浴，朔日沐，吉。同上

沐浴忌三伏、一社、四殺日，宜擇申、酉、亥、子日，大吉也。《瑣碎録》

人能一生斷沐，永無眼疾。同上

洗頭不可冷水，成頭風疾。同上

浴出不可和衫裙寢熟，恐成外腎疼，腰背拳曲。同上

有目疾，切忌酒後澡浴，令人目盲。同上

飽食沐髮作頭風。《巢氏病源》

汗出不可露卧及浴，使人身振寒熱，風疹。同上

沐與浴同日，凶。《千金翼方》。又云：夫妻同日沐浴，凶。

舊説眼疾不可浴，浴則病，甚至有失明者。白彦良云：未壯之前，歲歲患赤眼，一道人勸：但能斷沐頭則不復病此。彦良不沐，今七十餘，更無眼疾。方勺《泊宅編》

向午後陰氣起，不可沐髮，令人心虚，饒汗多夢，及頭風也。《雲笈七籤》

汗出不宜洗身，令人五臟乾，少津液。同上

沐浴無常，不吉。同上

新沐浴訖，不得露頭當風，不幸得大風刺風疾。同上

五香沐浴者，青木香也。青木華葉五節，五五相結，故辟惡氣，檢魂魄，製鬼煙，致靈蹟，以其有五五之節，所以爲益於人耳。此香多生滄浪之東，東方之神人名之爲青木之香焉。同上

沐浴用五種香湯：一者白芷，能去三尸；二者桃皮，能辟邪氣；三者柏葉，能降真仙；四者零陵，能集靈聖；五者青木香，能消穢召真。《沐浴身心經》

上元齋者，用雪水三斛，青木香四兩，真檀七兩，玄參二兩，四種合煮一沸，清澄適寒温，先沐後浴。此難辦者，用桃皮、竹葉剉之，水一二斛，隨多少煮一沸，令有香氣，辟惡除不祥，沐浴室令香净，勿近圈圂，勿逼井竈，勿傍堂壇，勿用穢地。出《洞神經》

甑氣水沐髮，令髮長密黑潤。《本草》

沐用旬，浴用五。夫五則五氣流傳，浴之榮衛通暢；旬則數滿復還，真氣在腦，沐之則耳目聰明。若頻頻浴者，血凝而氣散，雖肌體光澤，而氣自損，故有癰疽之疾者，氣不勝血，神不勝形也。若頻頻沐者，氣壅於腦，滯於中，令人體重形疲，久而經絡不能通暢。故古人以陽養陽，陽不耗散；以陰煉陽，陽必損弱。《西山記》

數澡洗，每至甲子當沐，不爾，當以幾月旦，使人通靈。浴不患數，患人不能耳。蕩煉尸臭而真氣來入。《正一平經》

沐浴不數，魄之性也。違魄反真，是煉其濁穢，魄自亡矣。《真誥》

《養生類纂》

沐浴洗面　書云：頻沐者，氣壅於腦，滯於中，令形瘦體重，久而經絡不通暢。

書云：飽食沐髮，冷水洗頭，飲水沐頭，熱泔洗頭，冷水濯足，皆令人頭風。

書云：新沐髮，勿令當風，勿濕縈髻，勿濕頭卧，令人頭風，眩眼及生白屑，髮禿而黑齒痛，耳聾。

書云：女人月事來，不可洗頭，或因感疾，終不可治。

書云：沐浴漬水而卧，積氣在小腹與陰，成腎痹。

書云：炊湯經宿，洗體成癬，洗面無光，作甑哇瘡。

書云：頻浴者，血凝而氣散，體雖澤而氣自損。故有癰疽之疾者，氣不勝血，神不勝形也。

書云：時病新愈，冷水洗浴，損心胞。

書云：因汗入水，即成骨痹。昔有名醫，將入蜀，見負薪者，猛汗河浴。醫曰：此人必死。隨而救之，其人入店中，取

大蒜細切，熱面洗之，食之，汗出如雨。醫曰：貧下人且知藥，況於富貴乎！遂不入蜀。

書云：盛暑衝熱，冷水洗手，尚令五臟乾枯，況沐浴乎。

書云：遠行觸熱逢河，勿洗面，生烏皯。

《閑覽》云：目疾切忌浴，令人目盲。白彦良壯歲常患赤目，道人曰：但能不沐頭，則不病此。彦良記之，七十餘更無眼病。

《三元延壽參贊書》

十一 解穢

解穢沐浴 夫神氣清虚，真靈所守。身心混濁，邪氣害人。入静思真，要須清潔。不履衆惡，吉祥止焉。道士女冠，受法已後，特忌殗穢。諸不宜者，不在履限。

《玄都律》曰：民家殗污，不過晦朔不得入，治哭亦三日穢。三年之喪未滿，百日并不得書符奏章，朝真入静。違，奪算一紀。

太極法師曰：道士女冠，先無淹穢，哭亦不殗，唯須佩籙着身。被懸繫臂出後，香湯沐浴解淹穢。三日已後，始得入静。

《三元品戒》曰：常以正月十五、七月十五、十月十五，平旦、中夜沐浴，東向以杓迴香湯，左轉三十二過，閉目思日光在左目上，月光在右目上，五星瓔珞，五雲蓋體，四靈侍衛。訖，便叩齒三十二通，祝曰：天澄氣清，五色高明。日月吐暉，灌我身形。神津内澳，香湯鍊精，光景洞曜，焕照上清。氣不受塵，五腑納靈。罪滅三徒，禍消九冥，惡根斷絶，福慶自生。今日大願，一切告盟。身受開度，昇入帝庭。

畢，仰嚥三十二通止。便洗沐畢，冠帶衣服，又叩齒十二通。祝曰：五濁以清，八景以明，今日受鍊，罪滅福生。長與五帝，齊真上靈。便出户入室，依法行道。夫每經一殗，皆須沐浴。修真致靈，特宜清净，不則多病。侍經真官，計人罪過。

沐浴香湯，用竹葉、桃枝、柏葉、蘭香等分内水中，煮十數沸，布囊濾之去滓，加五香，用之最精，解穢。

夫殗忌臨屍、産婦、喪家齋食。産家三日并滿月食之。喪車、靈堂、見六畜生産、抱嬰兒、胎穢、哭，不得言死亡事及不祥事。

午前忌之，不得見血肉、死禽獸。寢卧、櫛髪、飲食、便曲，并不得向北。便曲，不得視三光。

餐十二辰肉、魚膿、五辛并忌言。

婦人有經通不得近，亦不得與同房户寢卧，并造醮食及近道場。

如夢泄亦須解穢。

若見死屍、喪車，速存火從己心中直下，往燒之赫然，死柩喪車并爲灰燼，便想烈風吹之。又閉目内視，令火自焚，舉體潔白，見穢氣消滅即解矣。

又存一真官頭戴籙中九鳳真官，口中含水噴灑，穢亦消解。

又朱書解穢符，書時三叩齒，穢合明天帝日閉氣書之。置水中，以刀子左攪水三匝，想見北斗星存水中，咒曰：

百殗之鬼，速走萬里，不走斬死。西方白童子，急急如律令。則含水噴灑，穢氣都散。

歲除日勿得浴，元日勿得沐，尋常五日一浴，十日一沐。皆用桃竹。

《至言總》

十二　櫛髮

櫛髮 梳附　櫛頭理髮，欲得過多，通流血氣，散風濕也。數易櫛更番用之也，亦不可頻解髮也。櫛之取多而不使痛，亦可令侍者櫛取多也，於是血液不滯，髮根常堅。《真誥》

髮宜多櫛。《黄庭内經》

髮是血之餘，一日一度梳。《瑣碎録》

髮血之窮，千過梳髮，髮不白。《雲笈七籤》

玳瑁梳能去風屑。《瑣碎録》

孫思邈以交加木造百齒梳用之，養生要法也。《樵人直説》

《養生類纂》

櫛髮　真人曰：髮多櫛，去風明目，不死之道也。又曰：頭髮梳百度。

陶隱居云：飽則入浴飢則梳，櫛多浴少益心目。故道家晨梳，常以百二十爲數。

真人曰：髮宜多櫛，手宜在面，齒宜數叩，津宜常嚥，氣宜精煉。此五者，所謂子欲不死修昆侖耳。

安樂詩云：髮是血之餘，一日一次梳，通血脉，散風濕。

《鎖碎録》云：亂髮藏卧房壁中，久招不祥。

書云：髮落飲食中，食之成瘕。宋明帝宫人腰痛引心，發則氣絶。徐文宿曰：髮瘕也。以油灌之，吐物長二尺，頭已成蛇，懸柱上，水瀝盡，惟餘一髮。唐・甄立言爲太常丞，有人病心腹滿煩，彌瘇診曰：誤食髮而然。令餌雄黄，吐一蛇如拇指，無目。燒之有髮氣。若頭尾全，誤食必然。

《三元延壽參贊書》

十三　盥洗

洗面　旦起勿開目洗面，令人目澀，失明，饒泪。《千金要方》

盛熱中自日中來，不得用冷水沃面，恐成目疾也。《瑣碎録》

漱口　食畢當漱口數過，令人牙齒不敗，口香。《千金要方》

熱食訖，以酢漿漱口者，令人口氣常臭，作䘢齒病。同上

汗出不宜洗身、漱口，令人五臟乾，少津液。《雲笈七籤》

熱湯不可漱口，損牙。《瑣碎録》

進士劉遁遇異人曰：世人奉養，往往倒置。早漱口，不若將困而漱去齒間所積，牙亦堅固。同上

濯足　濯足而卧，四肢無冷疾。《瑣碎録》

足是人之底，一夜一次洗。同上

凡脚汗勿入水，作骨痹，亦作遁疾。《雲笈七籤》

井華水和粉洗足，不病惡瘡。《巢氏病源》

（《養生類纂》）

盥洗　盥，洗手也。洗髮曰沐，洗面曰靧，洗身曰浴。通謂之洗。養生家言髮宜多櫛，不宜多洗，當風而沐，恐患頭風。至年老髮稀，沐似可廢。晨起先洗面，飯後、午睡後、黄昏後，俱當習以爲常。面爲五臟之華，頻洗所以髮揚之。《太素經》曰：手宜常在面。謂兩手頻頻擦面也，意同。

冬月手冷，洗以熱水，暖可移時，頗勝烘火。《記·玉藻》曰：日五盥。蓋謂洗手不嫌頻數耳。又《内則》云：三日具沐其間，面垢燂潘請靧，足垢燂湯請洗。燂，温也。潘，淅米汁也，即俗所謂米泔水。

洗面水不嫌過熱，熱則能行血氣，冷則氣滯，令人面無光澤。夏月井水陰寒，洗手亦恐手戰，寒透骨也。《玉藻》曰：沐稷而靧粱。注：沐稷，以淅稷之水洗髮，靧粱以淅粱之水洗面。皆泔水也。泔水能去垢，故用之。去垢之物甚多，古人所以用此者，去垢而不乏精氣，自較勝他物。

浴必開髮毛孔，遍及於體，如屢屢開發之，令人耗真氣。諺云：多梳頭，少洗浴。盛夏亦須隔三四日，方可具浴。浴後陽氣上騰，必洗面以宣暢其氣，進飲食，眠少頃而起。至浴時易冒風邪，必於密室。

《記·内則》云：五日則燂湯請浴。蓋浴水不可太熱，温涼須適於體，故必燂湯。或浴久湯冷，另以大壺貯熱者，置於浴盆旁，徐徐添入，使通體暢快而後已。《雲笈七籤》曰：夜卧時常以兩手揩摩身體，名曰乾浴。

《四時調攝論》曰：飢忌浴。謂腹虚不可復令耗氣耳。又曰：枸杞煎湯具浴，令人不病不老。縱無確效，猶爲無損。至有五枝湯，用桃枝、柳枝之屬，大能發汗，乏人精血。或因下體無汗，用以洗足。

春秋非浴之時，如愛潔必欲具浴，密室中大瓷缸盛水及半，以帳籠罩其上，然後入浴。浴罷急穿衣，衣必加暖，如少覺冷，恐即成感冒。

浴後當風，腠理開，風易感。感而即發，僅在皮毛，則爲寒熱；積久入里，患甚大。故風本宜避，浴後尤宜避。《論語》浴乎沂，風乎舞雩。狂士不過借以言志，暮春非浴之時，況復當風耶！

《清閟録》載香水洗身諸方，香能利竅，疏泄元氣，但浴猶慮開髮毛孔，復以香水開發之，可乎？愚按：《記》言沐稷靧粱，不以稷與粱洗身者，蓋貴五穀之意。凡上品諸香，爲造化之精氣醖釀而成，似亦不當褻用。藏器云：樟木煎湯，浴脚氣疥癬風癢。按樟辛烈香竄，尤不可無故取浴。

不可無故殺牲。

以[illegible]獵[illegible]用[illegible]，故[illegible]不宜[illegible]。[illegible]曰：蓄禽不[illegible]，浴[illegible]後[illegible]，故[illegible]于[illegible]。于[illegible]，曲牧，《[illegible]》[illegible]不[illegible]，不可[illegible]，[illegible]幾[illegible]，[illegible]于[illegible]，[illegible]

《[illegible]》[illegible]有大[illegible]，[illegible]，[illegible]，可浴[illegible]，故又有[illegible]風俗。

本曰[illegible]，洛[illegible]曰[illegible]，《[illegible]》洛[illegible]，[illegible]，十[illegible]，[illegible]，[illegible]，浴[illegible]風，[illegible]，[illegible]，[illegible]，[illegible]，[illegible]，[illegible]大，故[illegible]，方[illegible]，[illegible]，路[illegible]。

[illegible]非浴[illegible]，[illegible]其[illegible]，至[illegible]中大[illegible]水及[illegible]，以[illegible]其[illegible]，然後人浴。[illegible]牲，[illegible]以[illegible]。

[illegible]。[illegible]，[illegible]，至[illegible]日[illegible]，[illegible]，[illegible]，大[illegible]千，[illegible]人[illegible]。[illegible]《[illegible]》曰：[illegible]浴。[illegible]，又曰：[illegible]，[illegible]，名曰[illegible]浴。

[illegible]，民以大[illegible]，[illegible]浴[illegible]，[illegible]人，[illegible]東西[illegible]曰。《[illegible]力[illegible]》曰：[illegible]

《[illegible]·[illegible]》云：[illegible]日[illegible]，[illegible]浴[illegible]，[illegible]，[illegible]。

[illegible]三日，[illegible]具浴，浴[illegible]，[illegible]，[illegible]其[illegible]，[illegible]，[illegible]，至[illegible]

三

浴[illegible]，[illegible]以[illegible]，[illegible]，令人[illegible]，[illegible]，[illegible]浴，[illegible]
[illegible]。

[illegible]，[illegible]不[illegible]。[illegible]水[illegible]能，[illegible]以，[illegible]其[illegible]，古人[illegible]，主[illegible]不[illegible]。自
[illegible]，[illegible]，《[illegible]》曰：浴[illegible]樂。[illegible]：[illegible]，以[illegible]不[illegible]，[illegible]不浴
[illegible]水不[illegible]，[illegible]，浴[illegible]，令人[illegible]。[illegible]曰[illegible]水[illegible]，[illegible]不[illegible]
[illegible]浴[illegible]米[illegible]水。

[illegible]，又《[illegible]》云：三日具浴其[illegible]，[illegible]，[illegible]浴[illegible]，[illegible]，[illegible]，[illegible]水[illegible]
[illegible]浴，[illegible]水，[illegible]日[illegible]，[illegible]。《[illegible]·[illegible]》曰：[illegible]日[illegible]，[illegible]浴[illegible]
[illegible]浴由，[illegible]。

[illegible]，[illegible]，[illegible]，[illegible]《[illegible]》曰：[illegible]，[illegible]
[illegible]浴[illegible]，[illegible]，[illegible]，[illegible]，[illegible]于[illegible]，[illegible]
[illegible]，[illegible]浴[illegible]，浴[illegible]曰[illegible]，浴[illegible]曰[illegible]，浴[illegible]曰浴。[illegible]浴，[illegible]

（《[illegible]類[illegible]》）

[illegible]不[illegible]浴[illegible]，不[illegible]。（[illegible]）

[illegible]人不[illegible]，[illegible]水[illegible]。（[illegible]）

[illegible]人之[illegible]，[illegible]浴，同上。

[illegible]，[illegible]而[illegible]，[illegible]浴[illegible]。（[illegible]）

有磚築浴室，鐵鍋盛水，浴即坐鍋中，火燃其下，温凉惟所欲，非不快適。曾聞有入浴者，鍋破遂墮鍋底，水與火并而及其身。吁！可以鑒矣。

《老老恒言》

十四　叩齒

叩齒　叩齒之法，左相叩名曰打天鐘，右相叩名曰搥天磬，中央上下相叩名曰鳴天鼓。若卒遇凶惡不祥，當打天鐘三十六遍。若經凶惡辟邪，威神大咒，當搥天磬三十六遍。若存思念道，致真招靈，當鳴天鼓，以正中四齒相叩，閉口緩頰使聲虛而深響也。《九真高上寶書神明經》

夜行常琢齒，琢齒亦無正限數也。煞鬼邪鬼常畏琢齒聲，是故不得犯人也。若兼之漱液、祝説亦善。昔鮑助者，都不學道，亦不知法術。年四十餘，忽得面風、氣口、目不正，氣入口而兩齒上下惟相切拍，甚有聲響，如此晝夜不止，得壽年百二十七歲。《真誥》

齒骨之窮，朝久琢齒，齒不。《雲笈七籤》

齒宜數叩。《黄庭内經》

朝暮叩齒，以會身神。《黄庭外經注》

《養生類纂》

目視頂門叩齒攪口　曰目視者，非以開眼神之，乃以眼合著，其目則向下，而使其氣上達，有如神在深淵而一意上注之法，如是視則得矣。標曰頂門，要使學者察其氣昇已過玉枕與否耳。然其間猶有一段大玄大妙，養生家必行一秘，藏而未之泄。其訣惟何？亦仍在頂門兩字間也。頂者極高之謂，門乃天門，謂當導引此氣，即從玉枕關直冲上去，存冲到天上，要覺有窈窈冥冥，而日月星辰，猶在我神光之下，方謂之足。如是則我身後天濁氣，化爲先天清氣矣。如是後，方從事於叩齒攪口一功，斯無拖泥帶水之弊焉。然我所云天門者，非指上天之門，原是我之頂，而上通天氣之門耳。此一門也，我身天罡真氣之所駐者，其氣下臨，群陰悉化。此關一過，則我身所具三關，將勢如破竹，有不待用兵將焉。此修養家至寶之物，而欲得此一氣，非從破關直冲，上接天上之天罡，則此氣凝結於頂門，不爲我用。即或世從别法精修，亦乘雲馭空，而神從天目出者尚矣，然猶是神仙一門也。惟得此氣而進修之，自有白日冲舉之妙。我師言之詳矣，故於此關猶詳述如此。至臺叩齒攪口，不過聚神引當之小作用耳，然於養生家則大有所補云。陶貞白《真誥》載有一夫不解修煉，而壽逾百歲，嶽吏不敢近其所居。察其故，彼有風疾，其齒常自相擊，乃疾使然。然於道凡人叩齒，則身神畢集者。彼夫之齒雖因風常擊，而其身神無敢或離，則其關竅得護甚固，故身有光焰，鬼不得近，有以夫。《真誥》所載如此。至夫攪口者，以人舌下有二竅，一通心，一通腎，丹經所稱水火華池是也。以舌攪之，其液自出，且默以引所後昇之氣到口，以便吞嚥，我故曰大有所補云爾。

《養生十三則闡微》

十五　嚥津

涕唾　不可對北涕唾。《感應篇》

飲玉泉者，令人延年除百病。玉泉者，口中唾也。鷄鳴、平旦、日中、晡時、黄昏、夜半，一日一夕，凡七嗽玉泉飲之，每飲輒滿口嚥之，延年。《雲笈七籤》

勿向西北唾，犯魁罡神，凶。《千金要方》

咳唾，唾不用遠。成肺病，令人手足重，及背痛咳嗽。同上

遠唾不如近唾，近唾不如不唾。《瑣碎録》

遠唾損氣，多唾損神。同上

勿咳唾失肌汁。《雲笈七籤》

多唾令人心煩。同上

俗人但知貪於五味，不知有元氣可飲。聖人知五味之毒焉，故不貪，知元氣可服，故閉口不言，精氣息應也。唾不嚥則氣海不潤，氣海不潤則津液乏。是以服元氣，飲醴泉，乃延年之本也。同上

若能竟日不唾涕者，亦可含一棗，嚥津液也。《王母内傳》。又《雲笈七籤》曰：人能終日不涕唾者，常含棗核嚥之，令人受氣生津液也。取津液，非嚥核。

亥子日不可唾，亡精失氣，減損年命。《神仙傳》

《養生類纂》

津唾　真人曰：常習不唾地。蓋口中津液，是金漿玉醴。能終日不唾，常含而嚥之，令人精氣常留，面目有光。

書云：養性者，唾不至遠，遠則精氣俱損，久成肺病，手足重，皮毛麤澀，脊痛咳嗽。故曰：遠唾不如近唾，近唾不如不唾。

書云：唾者，溢爲醴泉，聚流爲華池，府散爲津液，降爲甘露，溉臟潤身，宣通百脉，化養萬神，肢節、毛髮堅固，長春。

書云：人骨節中有涎，所以轉動滑利。中風則涎上潮，咽喉衮響。以藥壓下，俾歸骨節可也。若吐其涎，時間快意，枯人手足，縱活亦爲廢人。小兒驚風，亦不可吐涎也。

有人喜唾液，乾而體枯，遇至人教以回津之法，久而體復潤。蓋人身以滋液爲本，在皮爲汗，在肉爲血，在腎爲精，在口爲津，伏脾爲痰，在眼爲泪。曰汗、曰血、曰泪、曰精。此既出，則皆不可回，惟津唾則獨可回，回則生意，又續續矣。滋液者，吾身之寶。《金丹訣》曰：寶聚則爲富家翁，寶散則爲孤貧客。

《三元延壽參贊書》

静運兩目頻頻嚥氣　或已降注口中，則自有甘露隨下，我必與舌攪得津同嚥矣，而有餘氣尚因叩攪停駐泥丸，我則從事運目，自得潤而熱而凉，其神光圓白如珠，得懸於目前空際。而下曰頻頻嚥氣，不曰嚥津，其旨玄矣哉。蓋彼初學，陰液多而陽氣微，慮有他變，嚥氣所以助陽也。令彼下田得有常熱之妙，而身中水火始均，此補偏救弊之妙秘也。

稽之丹書，自明斯理之非妄云。故我師謂此説縱已超夫玄境，此段功夫亦不謂之虚勞焉，况初學乎！何以故？丹道以陽爲宗者，補陽即以除陰，經曰分陽不盡不成鬼，分陰不盡不成仙，即此可悟矣。我願見者循行勿疑，是囑。第所噓氣、不到下田不可中止云爾。

（《養生十三則闡微》）

十六　二便

便溺　不可對北溺。《感應篇》

忍尿不便，膝冷成痹。《千金要方》

忍大便不出，成氣痔。同上

小便勿努，令兩足及膝冷。同上

丈夫飢欲坐小便，若飽則立小便，慎之無病。同上

大便不用呼氣及强努，令人腰疼，目澀，宜任之佳。同上

夜間小便時，仰面開眼，至老眼不昏。《瑣碎録》

忍小便，成淋疾。同上

久忍小便，成冷痹。《雲笈七籤》

凡人求道，勿犯五逆，有犯者凶。大小便向南一逆，向北二逆，向日三逆，向月四逆，仰視天及星辰五逆。同上

（《養生類纂》）

大小便　書云：忍尿不便成五淋，膝冷成痹。忍大便成五痔。

書云：努小便，足膝冷，呼氣。努大便，腰疼目澀。

書云：或飲食，或走馬，或疾走，或爲寒熱所迫，令胞轉，臍下痛，胞屈辟，不小便致死。

書云：大小二事，勿强閉抑忍。又勿失度，或澀或滑，皆傷氣害生，爲禍甚速。劉惟簡至乾寧軍，有人獻金花丸，以縮小便，藥犯砒臘，服三日，小便極少，至霸州肢體通踵。蓋被閉却水道，水溢妄行。不遇盧昶，幾爲所誤。蓋水泉不止者，膀胱不藏也。宜服暖劑以攝水，其可强止之耳。

《鎖碎録》云：對三光便溺，及向西北，并損人年壽。

（《三元延壽參贊書》）

十七　衣着

論衣服門　臣聞衣服厚薄，欲得隨時合度。是以暑月不可全薄，寒時不可極温。盛熱能著單，熟衣卧熟帳，或腰腹膝脛已來覆被，極宜人。冬月綿衣莫令甚厚，寒則頻添重數，如此則令人不驟寒熱也。故寒時而熱則減，減則不傷於温，熱時而寒則加，加則不傷於寒。寒熱若時妄自脱著，則傷於寒熱矣。寒欲漸著，熱欲漸脱。腰腹下至足脛欲得常温，胸上至頭欲得稍凉。凉不至凍，温不至燥。衣爲汗濕，即時易之。熏衣火氣未歇，不可便著。夫寒熱平

肺俞穴在背。《内經》曰：肺朝百脉，輸精於皮毛，不可失寒暖之節。今俗有所謂背搭，護其背也。即古之半臂，爲婦人服。江淮間謂之綽子。老年人可爲乍寒乍暖之需。其式同而製小異，短及腰，前後俱整幅，以前整幅作襟，仍扣右肩下，襯襟須窄，僅使肋下可綴扣，則平匀不堆垛，乃適寒暖之宜。

領衣同半臂，所以綴領，布爲之，則澀而不滑，領無上聳之嫌。鈕扣仍在前兩肋下，前後幅不用縫合，以帶一頭縫着後幅，一頭綴鈕，即扣合前幅，左右同。外加衣，欲脱時，但解扣，即可自衣内取出。

夏雖極熱時，必着葛布短半臂，以護其胸背。古有兩當衫，謂當胸當背，亦此意。須多備數件，有汗即更。晚間亦可着以就寢，習慣不因增此遂熱。

冬夜入寢，毋脱小襖，恐易着冷，裝綿薄則反側爲便，式如緊身，袖小加長而已。《左傳》：衷其衵服，以戲於朝。注曰：衵音日，近身衣。《説文》曰：日日所常服也。即小襖之類。

襯衣亦曰汗衫，單衣也。製同小襖，着體服之。衫以頻浣取潔，必用杵擣。《昇庵外集》云：直春曰擣。今易作卧杵擣之，取其便也。既擣微漿，候半乾叠作小方，布裹其外，復用杵擣，使漿性和柔，則着體軟滑。有生薑取汁浣衫者，療風濕寒嗽諸疾。

帽　《通典》曰：上古衣毛冒皮，則帽名之始也。陽氣至頭而極，寧少冷，毋過熱。狐貂以製帽，寒甚方宜。若冬月常戴，恐遏抑陽氣，未免眩暈爲患。入春爲陽氣宣達之時，尤不可以皮帽暖之。《内經》謂春夏養陽，過暖則遏抑太甚。如遏抑而致汗，又嫌發泄矣。皆非養陽之道。帽頂紅緯，時製也，少爲宜，多則嫌重。帽帶或可省，老年惟取簡便而已。

腦後爲風門穴，脊梁第三節爲肺俞穴，易於受風，辦風兜如氈雨帽以遮護之。不必定用氈製，夾層綢製亦可，綴以帶二，縛於頷下，或小鈕作扣，并得密遮兩耳。家常出入，微覺有風即携以隨身，兜於帽外。瞿佑《詩話》云：元廢宋故宫爲寺，西僧皆戴紅兜。蓋亦用以障風者。

《周禮》天官掌皮，共毳毛爲氈。《唐書·黠戛斯傳》諸下皆帽白氈。《遼史》臣僚戴氈冠。今山左張秋鎮所出氈帽，羊毛爲之，即本於古。有質甚軟者，乍戴亦似與首相習，初寒最宜。漸寒鑲以皮邊，極寒添以皮裏，各製而酌用之。御冬之帽，殆無過此。

幅巾能障風亦能御寒，裁製之式，上圓稱首，前齊眉貼額，額左右有帶，繫於腦後，其長覆及肩背，巾上更戴皮帽亦可。又有截幅巾之半，綴於帽邊下，似較簡便。唐輿服製有所謂帷帽，此仿佛似之。《後漢書》云：時人以幅巾爲雅。用全幅皂而向後，不更着冠，但幅巾束首而已。按全幅不裁製，今俗婦人用之，古以爲雅，今異宜也。

乍凉時需夾層小帽，亦必有邊者。邊須軟，令隨手可摺，則或高或下，方能稱意。又有無邊小帽，按《蜀志》王衍晚年，俗競爲小帽，僅覆其頂，俯首即墮，謂之危腦帽，衍以爲不祥禁之。今小帽無邊者，蓋亦類是。

梁有空頂帽，隋有半頭幘，今兒童帽箍，大抵似之。虚其頂以達陽氣，式最善。每見老

年，仿其式以作睡帽。竊意春秋時家常戴之，美觀不足，適意有餘。

帶　帶之設，所以約束其服，有寬有狹，飾以金銀犀玉，不一其製。老年但取服不散漫而已，用徑寸大圈，玉與銅俱可，以皂色綢半幅，一頭縫住圈上，圍於腰，一頭穿入圈內，寬緊任意勒之，即將帶頭壓定腰旁，既無結束之勞，又得解脱之便。

有用鈎子聯絡者，不勞結束，似亦甚便。《吴書》所謂鈎絡帶類是。但腰間寬緊，惟意所適，有時而異，鈎子雖可作寬緊兩三層，終難恰當，未爲適意之用。

古人輕裘緩帶，緩者寬也，若緊緊束縛，未免腰間拘板。少壯整飭儀容，必緊束垂紳，方爲合度。老年家居，宜緩其帶，則營衛流行，胸膈兼能舒暢。《南華經》曰：忘腰，帶之適也。又放翁詩云：寬腰午餉餘。

或製腰束以代帶，廣約四五寸，作夾層者二，緝其下縫，開其上口，并可代囊，圍於服外，密綴鈕扣，以約束之。《記·玉藻》曰：大夫大帶四寸。注：謂廣之度也。然則古制有帶廣四寸者，腰束如之，似亦可稱大帶。

帶可結佩，古人佩觿佩礪，咸資於用。老年無須此，可佩小囊。或要事善忘，書而納於中，以備省覽。再則剔齒簽與取耳具，一時欲用，等於急需，亦必囊貯。更擦手有巾，用絺及用綢用皮，隨時異宜，俱備於帶。老年一物不周，遂覺不適，故小節亦必加詳。

襪　襪以細針密行，則絮堅實，雖平勻觀美，適足未也。須綢裏布面，夾層製就，翻入或綿或絮，方爲和軟適足。又樂天詩云：老遣寬裁襪。蓋不特脱着取便，寬則倍加温暖耳。其長宜過膝寸許，使膝有蓋護，可不另辦護膝。護膝亦曰蔽膝。《内經》曰：膝者筋之府。不可着冷，以致筋攣筋轉之患。

絨襪頗暖，出陝西者佳，擇其質極軟滑者，但大小未必恰當，豈能與足貼然。且上口薄，不足護其膝，初冬可着。或購寬大者，緝以皮裏，則能增其暖，膝亦可護。

有連褲襪，於褲脚下照襪式裁製，絮薄裝之。既着外仍加襪，不特暖勝於常，襪以内亦無褲脚堆摺之弊。

《内經》曰：陰脉集於足下，而聚於足心。謂經脉之行，三陰皆起於足，所以盛夏即穿厚襪，亦非熱不可耐，此其驗也。故兩足四時宜暖。《雲笈七籤》有秋宜凍足之説，不解何義。至夏穿絮襪，自必作熱，用麻片捶熟，實之即妥，不必他求也。或天氣煩熱，單與夾襪，俱可暫穿。按襪製見商代曰角襪，兩幅相承，中心繫帶。今穿單夾襪，亦需帶繫，乃不下墜。老年只於襪口後綴一小鈕以扣之，可免束縛之痕。

襪内將木瓜曝研，和絮裝入，治腿轉筋。再則襪底先鋪薄絮，以花椒、肉桂研末摻入，然後緝就，乍寒時即穿之，可預杜凍瘡作患。或用樟腦，可治脚氣。陶弘景曰：腿患轉筋時，但呼木瓜名。及書士作木瓜字，皆驗。此類乎祝由，存其説可耳。

襪外加套，上及於股，所謂套褲，本屬馬上所用，取其下體緊密。家居辦此，亦頗適於體，可單可夾，可綿可皮，隨天時之寒暖，作套外之加減。

襪以内更襯單襪，其長必與加外襪等，半截者不堪用。冬月有以羊毛捻綫編就，鋪中現

六

桑丘编　小品养生

一八一

成售者，亦頗稱足，而暖如穿皮，裏襪則無藉此。

鞋　鞋即履也，舄也。《古今注》曰：以木置履底，乾臘不畏泥濕。《輟耕録》曰：舄本鵲字，舄象取諸鵲，欲人行步知方也。今通謂之鞋。鞋之適足，全繫乎底。底必平坦，少彎即礙趾。鞋面則任意爲之。樂天嘗作飛雲履，黑綾爲質，素紗作雲朵，亦創製也。

用氈製底最佳，暑月仍可着，熱不到脚底也。鋪中所售布底及紙底俱嫌堅實，家製布底亦佳。製法，底之向外一層，薄鋪絮，再加布包，然後針緝，則着地和軟，且步不作聲，極爲稱足。

底太薄，易透濕氣，然薄猶可取，晴燥時穿之，頗輕軟。若太厚，則堅重不堪穿。唐・釋清珙詩所謂老年脚力不勝鞋也。底之下有用皮托者，皮質滑，以大棗肉擦之，即澀滯，總不若不用尤妥。

《事物紀原》曰：草謂之屨，皮謂之履。今外洋哈刺八，有底面純以皮製。内地亦多售者。式頗雅，黄梅時潮濕，即居常可穿，非雨具也。然質性堅重，老年非宜。

鞋取寬緊恰當，惟行遠道，緊則便而捷，老年家居宜寬，使足與鞋相忘，方能穩適。《南華經》所謂忘足履之適也。古有履用帶者，寬則不妨帶繫之。按元輿服製，履有二帶。帶即所以綰履者。

冬月足冷，勿火烘，脱鞋趺坐，爲暖足第一法。綿鞋亦當辦，其式鞋口上添兩耳，可蓋足面。又式如半截靴，皮爲裏，愈寬大愈暖。鞋面以上不縫，聯小鈕作扣，則脱着便。

陳橋草編涼鞋，質甚輕，但底薄而松，濕氣易透，暑天可暫着。有棕結者，棕性不受濕，梅雨天最宜。黄山谷詩云：桐帽棕鞋稱老夫。又張安國詩云：編棕織蒲繩作底，輕涼堅密穩稱趾。俱實録也。

製鞋有純用綿者，綿捻爲條，染以色，面底俱以綿編，式似粗俗，然和軟而暖，勝於他製。卧室中穿之最宜，趺坐亦穩貼。東坡詩所謂便於盤坐作跏趺也。又《本草》曰：以糯稻稈藉靴鞋，暖足去寒濕氣。

暑天方出浴，兩足尚餘濕氣，或辦拖鞋，其式有兩旁無後跟，鞋尖亦留空隙以通氣。着少頃，即宜單襪裹足，毋令太涼。

（《老老恒言》）

十八　器具

枕　《釋名》云：枕，檢也。所以檢項也。側曰頸，後曰項。太低則項垂，陽氣不達，未免頭目昏眩；太高則項屈，或致作瘓，不能轉動。酌高下尺寸，令側卧恰與肩平，即仰卧亦覺安舒。《顯道經》曰：枕高肝縮，枕下肺蹇，以四寸爲平枕。

《唐書》明皇爲太子時，嘗製長枕，與諸王共之。老年獨寢，亦需長枕，則反側不滯一處。頭爲陽，惡熱，即冬月輾轉枕上，亦不嫌冷。如枕短，卧得熱氣，便生煩躁。

囊枕之物，乃製枕之要。緑豆皮可清熱，微嫌質重；茶葉可除煩，恐易成末；惟通草爲

佳妙，輕松和軟，不蔽耳聰。《千金方》云：半醉酒，獨自宿，軟枕頭，暖蓋足，能息心，自瞑目。枕頭軟者甚多，盡善無弊，殆莫過通草。

放翁有頭風便菊枕之句，菊花香氣可清頭目，但恐易生蠹蟲。元・馬祖常詩云：半夜歸心三徑遠，一囊秋色四屏香。前人蓋往往用之。《清異録》盧文杞枕骨高，凡枕之堅實者不用，縫青繒充以柳絮。按《本草》柳絮性涼，作枕亦宜。然生蟲之弊，尤捷於菊。吴旻《扶壽方》以菊花、艾葉作護膝。

藤枕，以藤粗而編疏者，乃得涼爽。若細密，止可飾觀，更加以漆，既不通氣，又不收汗，無當於用。藤枕中空，兩頭或作抽屜可藏物，但勿置香花於内，以致透腦。《物類相感志》曰：枕中置麝少許，絶惡夢。麝能通關鎮心安神故也。偶用則可，久則反足爲累。

側卧耳必着枕，老年氣血易滯，或患麻木，甚且作痛。辦耳枕，其長廣如枕，高不過寸，中開一孔，卧時加於枕，以耳納入。耳爲腎竅，枕此并杜耳鳴耳塞之患。

《山居清供》曰：慈石搗末，和入囊枕，能通耳竅，益目光。又女廉藥枕，以赤心柏木製枕如匣，納以散風養血之劑，枕面密鑽小孔，令透藥氣，外以稀布裹之而卧。又《昇庵外集》云：取黄楊木作枕，必陰晦夜伐之，則不裂。按木枕堅實，夏月晝卧或可用。《箴銘匯鈔》蘇彦楠《榴枕銘》：頤神靖魄，須以寧眠。恐未然也。

瓷器作枕，不過便榻陳設之具。《格古論》曰：定窑有瓷枕，製極精巧，但枕首寒凝入骨。東坡詩：暫借藤牀與瓦枕，莫教孤負北窗涼。北窗涼氣，已不宜受，況益之瓦枕乎？石枕亦然。

枕底未緝合時，囊實後不用緝合，但以鈕聯之。凡筆札及緊要物，可潛藏於内，取用甚便。《漢書》曰：淮南王有枕中鴻寶苑秘書。其製蓋類是。

一枕可兩用，曰摺疊枕。先製狹條如枕長，厚徑寸，或四或五，再以單層布總包其外，分界處以針緝其邊，一緝其左之上，一緝其右之下，可左摺右摺而疊之。疊之作枕，平鋪則作墊，此便榻可備之物。

凡仰卧腿舒，側卧兩膝交加，有上壓下之嫌，辦膝枕。小於枕首者，置諸被側，或左或右，以一膝任意枕之，最適。

竹編如枕，圓長而疏漏者，俗謂之竹夫人，又曰竹几，亦以枕膝。東坡詩：聞道牀頭惟竹几，夫人應不解卿卿。山谷曰：竹夫人蓋涼寢竹器，憩臂休膝，似非夫人之職，名以青奴。有詩云：我無紅袖堪娱夜，只要青奴一味涼。老年但宜用於三伏時，入秋則涼便侵人，易爲膝患。

有名竹夾膝者，取猫頭大竹，削而光之，置諸寢，其用同於竹夫人。唐・陸龜蒙有詩云：截得篔簹冷似龍，翠光横在暑天中。但嫌實不漏氣，着體過涼，老年無取。

杖　杖曰扶老，既可步履借力，且使手足相顧，行不急躁。其長須高過於頭一尺許，則出入門户，俾有窒礙，可以留心檢點，雖似少便，《荀子》曰：便者，不便之便也。古人製作，蓋

有深意在。

《記・王製》曰：五十杖於家，六十杖於鄉，七十杖於國，八十杖於朝。禮所當用，用之可也。毋强作少壯，棄置弗問。

杖用竹，取其輕而易舉，故扶杖必曰扶邛，亦曰扶笻。按邛竹產蜀之邛州，根有三歧爲異。又節高如鶴膝者，出蜀之叙州，爲笻竹。竹類不一，質厚始堅，乃當於用。藤亦可爲杖，產兩廣者佳。有謂藤不及竹，其質較重，有謂竹亦不及藤，年久則脆而易摺，物無全用，大抵如是。

《周禮》伊耆氏掌王之齒杖。謂賜老者杖也。《後漢書》民年七十授杖。其端以鳩鳥爲飾，鳩者，不噎之鳥也。欲老人飲食不噎，即祝哽祝噎之意。嘗見舊銅鳩，朱翠爛斑，的是漢時杖頭物。蓋古以銅爲之，竊意琢以玉、雕以香俱可，非定用銅也。杖之下須以銅鑲，方耐用，短則鑲令長二三寸亦可，下必微鋭，着地不滑。

近時多用短杖，非杖也。其長與腰齊，上施橫幹四五寸，以便手執，名曰拐。取梅柘條，老而堅致，天然有歧出可執者，爲佳。少壯俱携以游山，及行遠道，頗借其力。若老年，或散步曠野，或閑立庭除，偶一携之。然恒情喜便易而厭委屈，往往用拐不用杖。製作之本意，恐漸就湮也。

杖頭下可懸備用物，如阮修以錢挂杖，所謂杖頭錢是也。其式以銅圈釘於杖頭下，相去約五六寸，物即縛於圈。有以小瓶插時花，爲杖頭瓶。《抱朴子》曰：杖懸葫蘆，可貯丹藥。

又《五嶽圖》，入山可辟魑魅。

杖有銘，所以寓勸戒之意，古人恒有之。予嘗自銘其竹杖曰：左之左之，毋争先；行去自到兮，某水某山。所謂左之者，扶杖當用左手，則右脚先向前，杖與左脚隨其後，步履方爲穩順。扶拐亦然。予近得邛竹杖，截爲拐，根有三歧去其一，天然便於手執，恰當邛竹之用，或不與削圓方竹同譏也。取《易》履卦九二之爻辭，鎸於上曰：履道坦坦，幽人貞吉。

書几 几，猶案也，桌也。其式非一。書几乃陳書册，設筆硯，終日坐對之几，長廣任意，而適於用者，必具抽屜二三，以便雜置文房之物。抽屜不可深，深不過二寸許，太深未免占下地位，坐必礙膝，或左右作抽屜，而空其坐處，則深淺俱可。

檀木櫻木，作几極佳，但質堅不能收濕，梅雨時往往蒸若汗出。惟香楠無此弊，或以漆微揩之，其弊仍不免矣。有黑漆退光者，杜少陵詩所謂拂拭烏皮几是也。口鼻呼吸，几面即浮水氣，着手有蹟，黏紙污書，不甚書几之用。

几上文具羅列，另以盤陳之，俗稱多陳盤。或即於几邊上作矮欄，勿雕飾，高不過寸，前與兩旁三面相同，其兩旁欄少短，僅及几之半，則手無障礙。以此雜陳文具，得有遮攔，較勝於盤。

大理石、肇慶石，堅潔光潤，俱可作几面，暑月宜之。又有以洋玻璃作几面，檀木鑲其邊，錫作方池承其下，養金魚及荇藻於其中，静對可以忘暑。

冬月以氈鋪几，非必增暖，但使着手不冷，即覺和柔適意。蘇子遊詩：細氈净几讀文

史。《漢・舊儀志》云：冬月加綈錦於几。謂之綈几，則鋪氈便可謂之氈几。夏月鋪以竹席。《書・顧命》曰：敷重筍席。注：竹席也。古設以坐，今鋪於几，取其凉滑。緣以邊，邊下垂檐數寸，乃不移動，亦可爲几飾。

《記・玉藻》曰：君子居恒當户。謂向明而坐也。凡設書几，向南，偏着東壁爲當。每有向南之室，設書几向西者，取其作字手迎天光，此又隨乎人事之便。位置之宜，非必泥古。予舊有自題書室詩：蘿薜緣墻松倚天，園居愛此最幽偏。面西一几南窗下，三十年來坐榻穿。憶予春秋二十有八，始起居此室，自今計之，几五十年，凡榻未嘗少更也。

几下脚踏矮凳，坐時必需。凳之製，大抵面作方欞，僅供脚踏而已。當削而圓之，寬着其兩頭，如轆轤，可以轉動，脚心爲涌泉穴，俾踏處時時轉動，心神爲之流暢，名滚脚凳。或几足下四周鑲作轆轤式，寬如几面，更覺踏處舒展。

坐榻 有卧榻寬而長者，有坐榻僅可容身。服虔《通俗文》曰：榻者，言其塌然近地也。常坐必坐榻乃適。元微之詩：望山移坐榻。輕則便於移也。因其後有靠，旁有倚，俗通稱爲椅子，亦曰環椅。 椅面墊貴厚，冬月以小條褥作背靠，下連椅墊鋪之，皮者尤妙。

卧榻亦可坐，盤膝跏趺爲宜。背無靠，置竪墊，燈草實之，則不下墜。旁無倚，置隱囊左右各一，不殊椅之有靠有環也。 隱囊似枕而高，俗曰靠枕。《顔氏家訓》曰：梁朝全盛時，貴游子弟，坐棋子方褥，憑班絲隱囊。

環椅之上，有靠有倚，趺坐更適，但爲地有限，不能容膝。 另備小杌，與椅高低相等者，

并於椅之前，上鋪以褥，坐極寬平，冬月最宜。 偶欲正坐，去杌甚便。

有名醉翁椅者，斜坦背後之靠而加枕，放直左右之環而增長，坐時伸足，分置左右，首卧枕，背着斜坦處，雖坐似眠，偶倦時可以就此少息。

有名飛來椅者，卧榻上背靠也。木爲框，穿以藤，無面無足，如鏡架式。 其端圓似枕，可枕首，後有横幹架起，作高低數級，惟意所便。 似與竪墊相類，用各有宜。

安置坐榻，如不着墻壁，風從後來，即爲賊風。 製屏三扇，中高旁下，闊不過丈，圍於榻後，名山字屏。 放翁詩虚齋山字屏是也。 可書座右銘或格言黏於上。

《李氏一家言》有暖椅式，脚下四圍鑲板，中置爐火，非不温暖，但老年腎水本虧，腎惡燥，何堪終日熏灼？北地苦寒，日坐暖炕，亦只宜於北地。 又有凉杌式，杌下錫作方池，以冷水注之，尤屬雅氣。

牀 《記・内則》云：安其寢處。 安之法，牀爲要。 服虔《通俗文》曰：八尺曰牀。 故牀必寬大，則盛夏熱氣不逼。 上蓋頂板，以隔塵灰，後與兩旁勿作虚欄，鑲板高尺許，可遮護汗體。四脚下周圍板密鑲之，旁開小門，隆冬置爐於中，令有微暖，或以物填塞，即冷氣勿透。板須可裝可卸，夏則卸去。 牀邊上作抽屜一二，便於置物備用。

安牀着壁，須杉木板隔之，杉質松，能斂濕氣。 若加油漆，濕氣反凝於外。 頭卧處近壁，亦須板隔，否則壁土濕蒸，驗之帳有霉氣，人必受於不覺。《竹窗瑣語》曰：黄梅時，以乾櫟炭置牀下，堪收濕，晴燥即撤去，卧久令人病瘖。

牀低則卧起俱便。陸放翁詩所謂緑藤水紋穿矮牀也。如磚地安牀，恐有地風暗吹，及濕氣上透，須辦牀墊。稱牀大小，高五六寸，其前寬二尺許，以爲就寢伫足之所。今俗有所謂踏牀者，牀前别置矮凳。既有牀墊，踏牀可省。

暖牀之製，上有頂，下有墊，後及兩旁俱實板作門，三面鑲密，紙糊其縫，設帳於内，更置幔遮於帳前，可謂深暖至矣。入夏則門亦可卸，不礙其爲涼爽也。今俗所謂暖牀，但作虚欄繞之，於暖之義奚取？

《説文》曰：簟，竹席也。昌黎詩云卷送八尺含風漪是也。今以木鑲方框，或棕穿，或藤穿，通謂之簟。竊意温涼異候，牀不得屢易，簟則不妨更换。夏宜棕穿者，取其疏；冬宜藤穿者，取其密。陝西有以牛皮綳若鼓，作冬月卧簟，尤能隔絶冷氣。

盛夏暫移牀於室中央，四面空虚，即散煩熱。樓作卧室者更妥。窗牖不可少開，使微風得入卧所。凡室有裏外間者，則開户以通煩悶之氣，户之外，又不嫌窗牖洞達矣。

帳　帳必與牀稱，夏月輕紗製之。《齊東野語》云：紗之至輕者曰輕容。王建《宫詞》云嫌羅不着愛輕容是也。又須量牀面廣狹，作帳底如帳頂，布爲之，帳下三面縫連，不但可以禦蚊，凡諸蟲蚤之類，亦無間得入。

夏帳專在禦蚊，其前兩幅闔處，正蚊潛入之徑也。須以一幅作夾層五六寸，以一幅單層納入，再加小鈕二三，扣於帳外，則蚊不能曲折以入。《東方朔别傳》曰：蚊喜肉而惡煙，禁其來，不若驅其去。撈水面浮萍曝乾，加雄黄少許，燒煙熏室，可并帳外驅之。劉著詩云：雷聲吼夜蚊。亦得免矣。

紗帳須高廣。范蔚宗詩所謂修帳含秋陰也。有以細竹短竿，横挂帳中，安置衣帕爲便。冬月頗宜，夏則多一物，則增一物之熱。至脚後可設小几，陳茗碗、瓶花、佛手柑等類。有枕旁置茉莉、夜來香者，香濃透腦，且易引蟲蟻，須用小棕籃置之，懸於帳頂下。二花香有餘，色不足，惟供晚賞。凡物豐此即嗇彼，亦造物自然之理。

予曾以荷花折置帳中，夜半後瓣放，香吐辛烈之氣，睡夢中觸鼻驚醒，其透腦爲患可知。因憶茂叔香遠益清之説，真善於體物也。若移置帳外，能使隔帳香來，斯尤獨絶，香濃故耳。

另有小帳之製，竹爲骨，四方同於牀，或彎環如弓樣，或上方而窄，下方而寬，如覆斗樣，《釋名》所謂斗帳是也。帳罩於外，大小稱乎骨，隨處可張，頗爲輕便。又有扇帳、荷包帳，俱非居家便用，無取也。

冬月帳取低小，則暖氣聚。以有骨子小帳，即設諸大牀内。牀之外，頂板覆其上，四面更以布作圍，周匝亦如帳，牀大帳小，得圍遮護，乃益其暖。若暖牀三面鑲板，竟設小帳於中作圍，贅矣。

紙可作帳，出江右。大以丈計，名皮紙。密不漏氣，冬得奇暖。或布作頂，少令通氣。東坡詩：困眠得就紙帳暖。劉後村詩：紙帳鐵擎風雪夜。又元·張昱詩：隔枕不聞巫峽雨，繞牀惟走剡溪雲。或繪梅花於上，元·陳泰詩：夢回蘄竹生清寒，五月幻作梅花看。蓋自宋

元以來，前人賞此多矣。如有題咏，并可即書於帳。《南史》梁武帝有木棉布皂帳，名曰古終。木棉布質厚於綢，暖即過之。竊意宮幃中所以用此者，乃寓崇儉之意，不然則帳之暖，又豈獨木棉布哉？《晉書·元帝紀》帝作布帳練帷。皆崇儉也。宮幃中猶有崇儉如此者，士庶之家宜知節矣。

有竹簾極細，名蝦鬚簾，見《三湘雜志》。夏製爲帳，用骨子彎環如弓樣者。簾分四片，前二後一，頂及兩旁彎環合一。布緣其邊，多綴以鈕，稱骨子扣之。前二片中分處，入寢亦扣密，則蚊可禦。疏漏生涼，似勝於紗。

《輟耕録》云：宮閣製有銀鼠皮壁帳、黑貂皮暖帳。壁帳豈尋常易辦，皮暖帳世俗恒有，非必黑貂耳。但就枕如入暗室，曉夜不能辨。必於帳前開如圓月，紗補之以通光，玻璃尤爲爽亮。

有名紗橱，夏月可代帳。須樓下一統三間，前與後俱有廊者，方得爲之。除廊外，以中一間左右前後，依柱爲界，四面綳紗作窗，窗不設欞，透漏如帳。前後廊檐下，俱另置窗，俾有掩蔽。於中驅蚊，陳几榻，日可起居，夜可休息，爲銷夏安適之最。

帳有籠罩牀外，牀內設擱板如几，脚後横欄，搭衣帕之類，似屬妥便。但帳不能作底，又褥不能壓帳，僅以帶縛牀外，冬則暖氣不固，夏則不足禦蚊。武林僧房有此製。

席 席之類甚多，古人坐必設席，今則以作寢具。如竹席，《尚書》謂之筍席，今俗每於夏月卧之。但新者耗精血，陳者不收汗。或極熱時，以其着體生涼，偶一取用。兩廣所出藤席亦同。

蒲席見《周禮》，又《三禮圖》曰：士蒲席。今俗亦常用。質頗柔軟，適於羸弱之體。其尤佳者，如嘉紋席、龍須席，即蒲同類。雖不出近地，猶爲易購。《顯道經》曰：席柔軟，其息乃長。謂卧安則能久寐也。

藤竹席老年既不宜久卧常卧，柔軟者或嫌少熱。襯以藤竹席，能借其凉。深秋時即柔軟席，亦微覺冷，輒以布作褥衣而卧，又恐太熱。布作面，蒲席作裏，二者緝合，則温凉恰當。《詩》云：乃安斯寢。庶幾得之。

貴州土產有紙席，客適餉予。其長廣與席等，厚則什倍常紙，質雖細而頗硬，卧不能安。乃爲緊卷，以杵捶熟，柔軟光滑，竟同絨製，又不嫌熱，秋末時需之正宜。

《周禮》地官司几筵，掌五席，中有熊席。注曰：獸皮爲席也。今有以牛皮作席者，出口外。製皮法，拔去毛極净，香水浸出膻氣，染以紅色，名香牛皮。晉東宫舊事，有赤皮席，今蓋仿而爲之。皮性暖，此却着身有凉意，質亦軟滑，夏月頗宜。《河東備録》云：猪皮去毛作細條，編以爲席，滑而且凉，號曰壬癸席。又《晉書》羊茂爲東郡守，以羊皮爲席。然則凡皮皆可作席，軟滑必勝草織者。

古人席必有緣，緣者，猶言鑲邊也。古則緣各不同，所以飾席。今惟取耐用，緣以綢與緞，不若緣以布。

盛暑拭席，亦用滚水，方能透發汗濕。有愛凉者，汲井水拭之，陰寒之氣，貽患匪小。又

有以大木盆，盛井水置牀下，雖涼不着體，亦非所宜。惟室中几案間設冰盤，則涼氣四散，能清熱而無損於人。

席底易爲蚤所伏，殊擾安眠。《物類相感志》曰：苦楝花曝乾，鋪席底，驅即盡。《千金月令》曰：大棗燒煙熏牀下，能辟蚤。其生衣襦間者爲虱。《抱朴子》曰：頭虱黑，着身變白，身虱白，着頭變黑，所漸然也。《酉陽雜俎》曰：嶺南人病，以虱卜，向身爲吉，背身爲凶。又《草木子》曰：虱行必向北。竊意虱喜就暗，非果向北也。銀朱和茶葉熏衣，可除之。

被 被宜裏面俱綢，毋用錦與緞，以其柔軟不及也。裝絲綿者，厚薄各一，隨天時之宜，或厚或薄，以其一着體蓋之。外多備裝絮者數條，酌寒暖加於裝綿者之上。絮取其勻薄，取其以漸可加，故必多備。

《身章撮要》曰：大被曰衾，單被曰裯。老年獨卧，着身蓋者，被亦宜大，乃可摺如封套式，使暖氣不散。此外酌寒暖漸加其上者，必狹尺餘，兩邊勿摺，則寬平而身之轉側舒。有以單被襯其裏，牽纏非所適，只於夏初需之，亦用狹者。夾被同。

老年畏寒，有以皮製被。皮衣宜表毛於外，皮被宜着毛於體，面用綢，薄加絮，寬大可摺爲妥。然較以絲綿裝者，究之輕軟勿及。

被取暖氣不漏，故必闊大，使兩邊可摺，但摺則卧處不得平勻，被內亦嫌逼窒。擬以兩邊緝合如筒，勿太窄，須酌就寢之便，且反側寬舒，脚後兼緝合之。錫以名曰繭子被，謂如蠶繭之周密也。

《嶺南志異》曰：邕州人選鵝腹之毳毛裝被，質柔性冷，宜覆嬰兒，兼辟驚癇。愚謂如果性冷，老年亦有時宜之。特嬰兒體屬純陽，利於常用。又《不自棄文》曰：食鵝之肉，毛可遺也，峒民縫之以禦臘。柳子厚詩亦云：鵝毛禦臘縫山罽。然則性冷而兼能禦臘，所謂暖不傷熱。囊被之物，竟屬盡美。

江右《建昌志》産紙大而厚，揉軟作被，細膩如繭，面裏俱可用之。薄裝以綿，已極溫暖。唐·徐寅詩：一牀明月蓋歸夢，數尺白雲籠冷眠。明·龔詡詩：紙衾方幅六七尺，厚軟輕溫膩而白，霜天雪夜最相宜，不使寒侵獨眠客。可謂曲盡紙被之妙。龔詩云獨眠，紙被正以獨眠爲宜。

有摘玫瑰花囊被，去蒂曬乾。先將絲瓜老存筋者，剪開捶軟作片，約需數十，以綫聯絡，花鋪其上，紗製被囊之。密針行如麂眼方塊式，乍涼時覆體最佳。玫瑰花能養血疏肺氣，得微暖，香彌甚。絲瓜性清寒，可解熱毒。二物本不甚貴，尋常猶屬能辦。

冬月子後霜落時，被中每覺加冷。東坡詩所謂重衾脚冷知霜重也。另以薄棉被兜住脚後，斜引被角，置諸枕旁，覺冷時但伸一手牽被角而直之，即可蓋暖。凡春秋天氣，夜半後俱覺稍涼，以夾被置牀內，趁意加體，亦所以順天時。《詩·杕杜》篇疏云：從旦積暖，故日中之後必熱；從昏積涼，故夜半之後必涼。

《記·王製》曰：八十非人不暖。《本草》曰：老人與二七以前少陰同寢，藉其熏蒸，最爲有益。少陵詩暖老須燕玉是也。愚謂老年以獨寢爲安。或先令童女睡少傾被暖則起，隨即

入寢。既藉熏蒸之益，仍安獨寢之常，豈非兩得？倘氣血衰微，終宵必資人以暖，則非如《王製》所云不可。

《法藏碎金》曰：還元功夫，全在被中行之。擇少女肥白無病者，晚間食以淡粥，擦齒漱口極净，與之同被而寢。至子後，令其呼氣，吸而嚥之。再則令其舌抵上腭，俟舌下生津，接而嚥之，真還元之秘也。愚按此説近採補詭異之術。然《易・大過》之爻辭曰：枯楊生稊。謂老陽得少陰以滋長也。蓋有此理，姑存之。《參同契》有鉛汞丹鼎之説，惑世滋甚。或有以飛昇之術問程子，答曰：縱有之，只恐天上無着處。

熏籠只可熏香，若以暖被，火氣太甚。當於欲寢時，先令人執爐，遍被中移動熨之，但破冷氣，入寢已覺温暖如春。《西京雜記》曰：長安有巧工作熏爐，名被中香，外體圓，中爲機環，使爐體常平。以此熏被至佳。近亦有能仿而爲之，名香球。《衛生經》曰：熱爐不得置頭卧處，火氣入腦恐眩暈。

有製大錫罐，熱水注滿，緊覆其口，徹夜納諸被中，可以代爐，俗呼湯婆子。然終有濕氣透漏，及於被褥，則必及於體，暫用較勝於爐。黄山谷名以脚婆。明・吴寬詩：窮冬相伴勝房空。《博古圖》漢有温壺，爲注湯温手足之器，與湯婆子同類。

夏月大熱時，裸體而卧，本無需被，夜半後汗收凉生，必備葛布單被覆之。葛布廓索，不全着體，而仍可遮護，使勿少受凉，晨起倍覺精神爽健。

褥　穩卧必得厚褥，老人骨瘦體弱，尤須褥厚，必宜多備，漸冷漸加。每年以其一另易新絮，緊着身鋪之，倍覺松軟，挨次遞易，則每年皆新絮褥着身矣。駱駝絨裝褥，暖勝於常，但不易購。北地苦寒，有鋪褥厚至盈尺者，須實木板牀卧之，則軟而能平，故往往以卧磚炕爲適。

司馬温公曰：劉恕自洛陽歸，無寒具，以貂褥假之。凡皮皆可製褥。羊士諤皮褥詩云：青氈持與藉，重錦裁爲飾。謂以氈襯其底，以錦緣其邊也。卧時以毛着身，方與絮褥異。有用藏璔璐作褥面，或西絨單鋪褥面，被須俱用狹者，不然褥弗着體，雖暖不覺。

蘆花一名蓬蕽，可代絮作褥。《本草》曰性寒，以其禀清肅之氣多也。質輕揚，囊入褥，即平實稱體。老年人於夏秋初卧之，頗能取益。亦有用以囊被者。元・吴景奎咏蘆花被云：雁聲仿佛瀟湘夜，起坐俄驚月一牀。但囊被易於散亂，若蒙以絲綿，又慮其熱，惟極薄裝之，極密行之。

陽光益人，且能發松諸物，褥久卧則實，隔兩三宿，即就向陽處曬之，毋厭其頻。被亦然，不特綿絮加松，終宵覺有餘暖，受益確有明驗。黄梅時，卧席尤宜頻曬。《異苑》云：五月勿曬薦席。此不足據。范石湖詩云：候晴先曬席。惟長夏爲忌，恐暑氣伏於内，侵人不及覺。

羸弱之軀，盛夏不能去褥而卧。或用麻皮捶熟，截作寸斷，葛布爲褥裏面，以此實之，雖質松適體，其性微温，非受益之物。有刮竹皮曝乾裝褥，則凉血除熱，勝於麻皮。又《本草》云：凡骨節痛及瘡瘍，不能着席卧者，用麩裝褥卧之。麩，麥皮也。性冷質軟，并止汗。較之竹皮，受益均而備辦易。且類而推之，用以囊枕，亦無不可。

四川《邛州志》其地産棕甚多，居民編以爲薦。《釋名》曰：薦，所以自薦藉也。無裏面，無緣飾，蒲葦皆可製。棕薦尤松軟而不煩熱，夏月用之，不嫌任意加厚，以支瘦骨。曹植《九咏》曰：茵薦兮蘭席。薦亦古所用者。

《交廣物産録》高州出紙褥，其厚寸許，以杵捶軟，竟同囊絮。老年於夏秋時卧之，可無煩熱之弊。亦有以葛布數十層製褥者。

褥底鋪氈，可藉收濕。卧時熱氣下注，必有微濕，得氈以收之。有用油布單鋪褥底，晨起揭褥，單上濕氣可證，油布不能收濕也。《南華經》曰：民濕寢則腰疾偏死。此非濕寢，然每夜如是，受濕亦甚，必致疾。

（《老老恒言》）

十九　汗液

汗　大汗急敷粉，著汗濕衣，令人得瘡，大小便不利。《養生要集》

飲食飽甚，汗出於胃。飽甚胃滿，故汗出於胃也。驚而奪精，汗出於心。驚奪心精，神氣浮越，陽内薄之，故汗出於心也。持重遠行，汗出於腎。骨勞氣越，腎復過疲，故持重遠行，汗出於腎也。疾走恐懼，汗出於肝。暴役於筋，肝氣罷極，故疾走恐懼，汗出於肝也。摇動勞苦，汗出於脾。摇動體勞苦，謂動作施力，非疾走遠行也。然動作用力，則穀精四布，脾化水穀，故汗出於脾也。出《黄帝素問》

勞傷汗出成疾。《華佗中藏經》

汗出毛孔開，勿令人扇凉，亦爲外風所中。《四時養生論》

人汗入諸肉，食之作疔瘡。《本草》。又《巢氏病源》云：人汗入諸肉食，作癰癤。

多汗損血。《瑣碎録》

背汗倚壁，成遁注病。《巢氏病源》謂邪氣遁注經絡，四肢沉，腹内痛也。

大汗勿偏脱衣。喜偏風，半身不遂。同上

（《養生類纂》）

二十　嚏嗽

嚏　向日取嚏法，欲得延年，洗面精心，至日更洗漱也。日出三丈，正面向日，口吐死氣，服日後便爲之。死氣四時吐之也。鼻嗡日精，須鼻得嚏便止，是爲氣通。若不得嚏，以軟物通導之，使必有嚏也。以補精復胎，長生之方也。旬日正心，欲得使心正，常以日出三丈，取嚏訖仍爲之。錯手著兩肩上，左手在上，以日當心，開衣出心，令正當之。常能行之，佳。《雲笈七籤》

食後，以小紙撚打噴嚏數次，氣通則目自明，痰自化。《瑣碎録》

（《養生類纂》）

二十一　言語

語言　凡言語讀誦，常想聲在氣海中。《千金要方》

食上不得語。語而食者，常患胸背痛。同上

寢卧不得多言笑。言，五臟如鍾磬不懸則不可發聲。同上

行不得語。若欲語，須住乃語，行語則令人失氣也。同上

眠勿大語，損人氣力。同上

走不得大語。《瑣碎録》

多語則氣争。《雲笈七籤》

不得與女人語笑同處，致尸鬼惑亂精神。《太一真君玉部》

食不語，寢不言。《論語》

談笑　《老子》曰：塞其兑，閉其門，終身不勤。開其兑，濟其事，終身不救。謂目不妄視，口不妄言，終身不勤苦。若目視精欲，又益其事，則没身不可救矣。

書云：談笑，以惜精氣爲本，多笑則腎轉腰疼。

書云：多笑則神傷，神傷則悒悒不樂，恍惚不寧。

書云：多笑則臟傷，臟傷則臍腹痛，久爲氣損。

真人云：人若不會將理者，只是多説話。戒多言損氣，以全其壽也。

書云：呼叫過常辯争問答，冒犯寒喧，恣食咸苦，肺爲之病矣。

書云：行語令人失氣，語多須住乃語。

二十二　情緒

愁泣　勿久泣，神悲蹙。《雲笈七籤》

大愁氣不通。同上

多愁則心懾。《小有經》

學生之法，不可泣泪及多唾泄。此皆爲損液漏精，使喉、腦大竭。是以真人道士常吐納嚥味，以和六液。《真誥》

哭者亦趣死之音，哀者乃朽骨之大患，恐君子未悟之，相爲憂耳。同上

哭泣悲來。新哭訖，不用即食，久成氣病。《巢氏病源》

不可泣泪，使喉澀大渴。同上

憤懣傷神，通於舌，損心則謇吃。同上

不可對竈哭。《感應篇》

怒叫　勿朔旦號怒。《感應篇》

勿對北惡罵。同上

勿向竈罵詈，不祥。《千金翼方》

勿卒呼，驚魂魄。勿恚怒，神不樂。《雲笈七籤》

多怒則百脉不定。《小有經》

喜笑　大樂氣飛揚。《雲笈七籤》

多笑則傷臟，多樂則意溢，多喜則忘錯昏亂。《小有經》

恣樂傷魂魄，通於目，損於肝，則目暗。《巢氏病源》

笑多則腎轉腰痛。同上

歌舞　不可晦臘歌舞。《感應篇》

不可對竈吟咏。同上

凡欲眠，勿歌咏，不祥。《雲笈七籤》

慎勿上牀卧歌，凶。同上

思念　勿念内，志恍惚。同上

多思則神怠，多念則神散。《小有經》

不可北向思惟，不祥起。《雲笈七籤》

思慮傷心，心傷則吐衄，血發則髮焦。《巢氏病源》

喜樂　書云：喜樂無極則傷魄，魄傷則狂，狂者意不存，皮革焦。

書云：喜怒不節，生乃不固。和喜怒以安居處，邪僻不至，長生久視。

書云：喜怒不測，陰氣不足，陽氣有餘，榮衛不行，發爲癰疽。

《聚書》云：喜則氣和性達，榮衛通行。然大喜傷心，積傷則損，故曰：少喜則神不勞。

《淮南子》曰：大喜墜陽。

唐·柳公度喜攝生，年八十餘，步履輕健。或求其術，曰：吾無術。但未嘗以元氣佐喜怒，氣海常温耳。

《東樓法語》曰：心喜則陽氣散，是故抑喜以養陽氣。

忿怒　書云：忿怒則氣逆，甚則嘔血。少怒則形佚，悁悁忿恨則損壽。怒目久視日月，則損明。

書云：大怒傷肝，血不榮於筋而氣激矣。氣激上逆，嘔血飧泄，目暗，使人薄厥。

書云：切切忿怒，當止之。盛而不止，志爲之傷。喜忘前言，腰背隱痛，不可以俯仰屈伸。

書云：多怒則百脉不定。又多怒則鬢髮焦，筋萎，爲勞卒。不死，俟五臟傳遍終死矣。

藥力及，苟能改心易志，可以得生。

隱居云：道家更有頤生旨，第一令人少嗔恚。

書云：當食暴嗔，令人神驚，夜夢飛揚。

《淮南子》曰：大怒破陰。

《名醫叙論》曰：世人不終耆壽，皆由不自愛惜，忿争盡意，聚毒攻神，內傷骨體，外乏肌肉，正氣日衰，邪氣日盛，不异舉滄波以注爝火，頹華岳以斷涓流。

先賢詩曰：怒氣劇炎火，焚和徒自傷。觸來勿與競，事過心清凉。

悲哀　書云：悲哀，憔悴，哭泣，喘乏，陰陽不交，傷也。故吊死問病，則喜神散。

書云：悲哀動中則傷魂，魂傷則狂妄不精，久而陰縮，拘攣，兩脅痛，不舉。

書云：悲哀太甚，則胞絡絶而陽氣內動，發則心下潰，溲數血也。

書云：大悲伐性，悲則心系急，肺布葉舉，上焦不通，榮衛不舒，熱氣在中，而氣消。又云：悲哀則傷志，毛悴色夭，竭絶失生。近訥云：肺出氣，因悲而氣耗不行，所以心系急而消矣。夫心主志，腎藏志。悲屬商，因悲甚則失精，陰縮，因悲而心不樂，水火俱離，神精喪亡矣。

思慮　黄帝曰：外不勞形於事，內無思想之患，以恬愉爲務，以自得爲功，形體不敝，精神不散，可壽百數也。

彭祖曰：凡人不可無思，當漸漸除之。人身虚無，但有游氣。氣息得理，百病不生。又曰：道不在煩，但能不思衣，不思食，不思聲色，不思勝負，不思失得，不思榮辱，心不勞，神不極，但爾可得千歲。

庚桑楚曰：全汝形，抱汝生，無使汝思慮營營。

《靈樞》曰：思慮怵惕則傷神，神傷則恐懼自失，破䐃脱肉，毛悴色夭。

書云：思憂過度，恐慮無時，鬱而生涎，涎與氣搏，昇而不降，爲憂、氣、勞、思、食王噎之病。

書云：思慮則心虚，外邪從之，喘而積氣在中，時害於食。又云：思慮傷心，爲吐衄，爲發焦。

書云：謀爲過當，食飲不敵，養生之大患也。諸葛亮遣使至司馬營，懿不問戎事，但以飲食及事之凡簡爲問。使答曰：諸葛公夙興夜寐，罰二十以上，皆親覽焉。飲食不數升。懿曰：孔明食少事煩，其能久乎？后果然矣。

張承節云：勞經言，瘵證有蟲，患者相繼，决無是理。只譬如俗言，昔有一個曉事人，嘗陰與一女人情密，忽經别離，念念不舍，失寐忘餐，便覺形容瘦悴，不償所願，竟爲沉疴。士人有觀書忘食，一日有衣紫人立前曰：公不可久思，思則我死矣。問其何人？曰：我穀神也。於是絶思而食如故。蓋思則氣結，伏熱不散，久而氣血俱虚，疾至夭枉也。

憂愁　《靈樞》曰：內傷於憂怒，則氣上逆，上逆則六輸不通，温氣不行，凝血蘊里而不散，津液澀，滲著而不去，積遂成矣。

書云：憂傷，肺氣閉塞而不行。又云：過事而憂不止，遂成肺勞，胸膈逆滿，氣從胸達背，隱痛不已。

書云：憂愁不解則傷意，恍惚不寧，四肢不耐。

書云：當食而憂，神爲之驚，夢寐不安。

書云：女人憂思哭泣，令陰陽氣結，月水時少時多，內熱苦凝色惡，肌體枯黑。

書云：深憂重恚，寢息失時，傷也。

驚恐　書云：因事而有大驚恐，不能自遣，膽氣不壯，神魂不安，心虛煩悶，自汗體浮，食飲無味。

書云：恐懼不解，則精傷，骨痠，瘈瘲，精時自下，五臟失守，陰虛氣弱，不耐。

書云：驚則心無所倚，神無所歸，慮無所定，氣乃亂矣。

書云：大恐傷腎。恐不除則志傷，恍惚不樂，非長生之道。

書云：驚恐憂思，內傷臟腑，氣逆於上，則吐血也。

書云：恐則精却，却精上焦閉，閉則氣逆，逆則不焦脹，氣乃不行。有婦人累日不産，以坐草太早，恐懼氣結而然，遂與紫蘇藥破氣，方得下。

書云：臨危冒險，則魂飛，戲狂禽异獸，則神恐。

《淮南子》曰：大怖生狂。

高逢辰表侄嘗游惠山，暮歸，遇一巨人，醉卧寺門，驚悸不解，自是便溺，日五六十次。心、小腸，受盛府也。因驚而心火散失，心寒腎冷而然。其傷心傷腎之驗歟。

有朝貴坐寺中，須臾雷擊坐後柱且碎，而神色不動。又有使高麗者，過風檣折，舟人大恐，其人恬然讀書，如在齊閣。苟非所守如此，則其爲疾當何如耶？

憎愛　《老子》曰：甚愛必大費，多藏必厚亡。知足不辱，知止不殆，可以長久。甚愛色費精神，甚愛財遇禍患。所愛者少，所費者多。惟知足知止，則身可不辱而不危也。故可長久。

書云：憎愛損性傷神。心有所憎，不用深憎，常運心於物平等。心有所愛，不用深愛，如覺偏頗，尋即改正，不然損性傷神。書云：多好則專迷不理，多惡則惟悴無權，戕生之斧也。

《淮南子》曰：好憎者，使人心勞。弗疾去，則志氣日耗，所以不能終其壽。

視聽　《老子》曰：五色令人目盲，五音令人耳聾。

彭祖曰：淫聲哀音，怡心悦耳，以致荒耽之惑，知此可以長生。

孔子曰：非禮勿視，非禮勿聽。

孟子曰：伯夷，目不視惡色，耳不聽惡聲。

孫真人曰：生食五辛，接熱食飲，極目遠視，夜讀注疏，久居烟火，博奕不休，飲酒不已，熱飧面食，抄寫多年，雕鏤細巧，房室不節，泣泪過多，月下觀書，夜視星月，刺指頭出血多，日没後讀書，數向日月輪看，極目瞻視山川、草木，馳騁田獵，冒涉風霜，迎風追獸，日夜不息，皆喪明之由，慎之。

書云：心之神發乎目，久視則傷心。腎之精發乎耳，久聽則傷腎。

書云：耳耽淫聲，目好美色，口嗜滋味，則五臟搖動而不定，血氣流蕩而不安，精神飛馳而不守。正氣既散，淫邪之氣乘此生疾。

叙書云：久視日月星辰，損目。路井莫顧，損壽。故井及水瀆勿塞，令人目盲、耳聾。玩殺看斗則氣結。

書云：五色皆損目，惟皂糊屏風可養目力。

《淮南子》曰：五色亂目，使目不明。五聲嘩耳，使耳不聰。又曰：耳目曷能久熏勞而不息乎？

有年八十餘，眸子瞭然，夜讀蠅頭字。云：别不服藥，但自小不食畜獸肝。人以本草羊肝明目而疑之。余曰：羊肝明目，性也。他肝不然，畜獸臨宰之時，忿氣聚於肝，肝主血，不宜於目明矣。

疑惑 書云：疑惑不已，心無所主，正氣不行，外邪干之，失寐忘飧，沉沉默默，氣血以虚，漸爲虚勞。

《春秋》：晋侯有疾，秦醫和視之，曰：不可爲也，疾如蠱。

趙孟曰：保謂蠱？對曰：淫溺惑亂之所生也。於文皿蟲爲蠱，在《易》女惑男，風落山謂之蠱，其卦巽下艮上，巽爲長女，爲風，艮爲少男，爲山。少男而悦長女，非匹故惑。山木得風而落也。

《國史補》云：常疑，必爲心疾。李蟠常疑遇毒，鎖井而飲。心，靈府也，爲外物所中，終身不痊。多疑，惑病之本也。昔有飲廣客酒者，壁有雕弓，影落杯中，客疑其蛇也，歸而疾作。復再飲其地，始知其爲弓也，遂愈。又僧入暗室，踏破生茄，疑爲物命，念念不釋，中夜有扣門索命者，僧約明日薦拔，天明視之，茄也。疑之爲害如此。

（《三元延壽參贊書》）

二十三　夢魘

夢 夜夢惡不須説，且以水面東噀之，咒曰：惡夢著草木，好夢成寶玉。即無咎矣。《千金要方》

善夢可説，惡夢默之，則使人延命矣。此出《雲笈七籤》。又《千金要方》云：夢之善惡皆勿説爲吉。

夜停燭而寢，招惡夢。《瑣碎録》

枕麝香一具於頸間，辟水注之，來絶惡夢。《真誥》

魘 人卧不悟，皆是魂魄外游，爲他邪所執録，欲還未得，致成魘也。忌火照，火照則神魂遂不復入，乃至於死，而人有於燈光前魘者，是本由明出，是以不忌火也。《巢氏病源》

人魘勿燃明唤之，魘死不疑。暗唤唯好，得遠唤，亦不得近而急唤，亦喜失魂魄也。同上

夜卧，以鞋一覆一仰，即無魘惡夢。《瑣碎録》

枕北而寢，多魘。同上

夜魘之人，急取梁塵吹鼻中，即醒。同上

取雄黄一塊帶之，不魘。《墨子秘録》

人忽不寤，勿以燈照之，殺人。但痛齒拇指甲際而唾其面，則活。取韭擣汁，吹鼻中，薤汁亦得。冬月用韭根汁灌於口中。《葛洪肘後方》

（《養生類纂》）